GUIDE

POUR

L'ANALYSE DE L'EAU

AU POINT DE VUE

DE L'HYGIÈNE ET DE L'INDUSTRIE

PRÉCÉDÉ

De l'Examen des principes sur lesquels on doit s'appuyer dans l'appréciation de l'eau potable

PAR

Le Docteur E. REICHARDT

PROFESSEUR A L'UNIVERSITÉ D'IÉNA

TRADUIT DE L'ALLEMAND AVEC L'AUTORISATION DE L'AUTEUR

Par G. E. STROHL

Docteur ès sciences physiques, Professeur agrégé à l'École supérieure de pharmacie de Nancy,
Pharmacien-major de 1re classe,
Membre correspondant de la Société de médecine légale de Paris, etc.

Avec trente et une figures dans le texte.

PARIS

C. REINWALD ET Cie, LIBRAIRES-ÉDITEURS

15, RUE DES SAINTS-PÈRES, 15

1876

GUIDE

POUR

L'ANALYSE DE L'EAU

AU POINT DE VUE

DE L'HYGIÈNE ET DE L'INDUSTRIE

PRÉCÉDÉ

De l'Examen des principes sur lesquels on doit s'appuyer dans l'appréciation
de l'eau potable

PAR

Le Docteur E. REICHARDT

PROFESSEUR A L'UNIVERSITÉ D'IÉNA

TRADUIT DE L'ALLEMAND AVEC L'AUTORISATION DE L'AUTEUR

Par G. E. STROHL

Docteur ès sciences physiques, Professeur agrégé à l'École supérieure de pharmacie de Nancy,
Pharmacien-major de 1re classe,
Membre correspondant de la Société de médecine légale de Paris, etc.

Avec trente et une figures dans le texte.

PARIS

C. REINWALD ET Cie, LIBRAIRES-ÉDITEURS

15, RUE DES SAINTS-PÈRES, 15

1876

Paris. — Typographie Paul Schmidt, rue de Vaugirard, 17.

PRÉFACES DE L'AUTEUR

PREMIÈRE ÉDITION (1869).

Avec un zèle digne d'éloges, les médecins comme les chimistes se sont efforcés de déterminer l'influence fâcheuse de l'eau impure sur la santé.

Les premiers, dans un grand nombre d'épidémies, ont pu ramener le foyer d'infection à l'eau dont on s'est servi ; les derniers sont occupés sans relâche à déterminer dans l'eau les principes anormaux et nuisibles à la santé.

En présence de ces faits acquis si importants des temps modernes, le ministère du grand-duché de Weimar donna l'ordre de soumettre à un examen chimique les eaux de sources, de rivières, etc.; du pays, et confia ce travail aux professeurs Ludwig et Reichardt, d'Iéna, auxquels on adjoignit, pour la partie médicale, le médecin consultant de la cour, le docteur Gerhardt.

Le mode d'analyse employé jusqu'alors, consistant à déterminer d'une manière complète tous les éléments de l'eau, devait, pour le but proposé, subir une transformation ou plutôt une simplification essentielle, et ce fut là ce qui engagea l'auteur à faire ce travail et à le présenter à l'appréciation du ministère d'État.

Ce travail, après avoir été examiné et en partie complété par la commission sanitaire nommée par le ministre, fut accepté comme base dans l'examen des eaux et dut être publié comme présentant un sujet d'un intérêt général.

Ce que nous avons en vue surtout dans cette œuvre, c'est d'abord la simplification indispensable des procédés d'analyse, et ensuite l'établissement de certaines règles ou limites devant servir de points de départ pour faire accepter ou rejeter une eau comme potable. Mais dans tout cela, il fallait avant tout tenir compte des idées reçues dans les derniers temps sur l'importance des différents éléments de l'eau, et sous ce rapport nous ne pouvions mieux faire que de consulter le remarquable rapport de la commission des eaux de Vienne sur les conditions que doit remplir une eau pour pouvoir être employée comme eau potable ou servir dans l'industrie.

Il est bien entendu que nous n'avons nullement l'intention de limiter le chimiste dans ses recherches, et que dans ce travail nous n'avons pour but que de lui donner un moyen de triage dans les nombreux matériaux qui s'offrent à lui. C'est donc avec intention que nous ne nous sommes occupé de certains éléments rares, tels que hydrogène sulfuré, hydrogènes carbonés, etc., quelque importante que puisse être leur recherche dans des cas particuliers. Pour la même raison nous ne nous occuperons pas non plus des matières qui se présentent dans les sources minérales, telles que combinaisons de fer, sulfate de soude et de magnésie, etc., parce que dans le sujet qui nous occupe ces substances doivent être considérées comme anormales et demandent un examen spécial.

Pour la matière organique et l'acide nitrique seuls, nous croyons devoir recommander des méthodes déterminées; pour le reste nous laissons liberté entière au chimiste expert.

DEUXIÈME ÉDITION (1872).

La deuxième édition aurait paru depuis quelque temps si nos nombreuses occupations n'y avaient mis obstacle, et surtout si nous n'avions dû faire avant encore quelques recherches. Elle est considérablement augmentée et comprend tous les faits nouveaux acquis à la science depuis que la première édition a paru. Dans le choix des méthodes employées pour l'examen des eaux, la simplicité et le côté pratique nous ont principalement guidé, afin que les personnes mêmes qui ne s'occupent pas spécialement de chimie puissent s'en servir avec exactitude, laissant aux chimistes de profession et aux médecins le soin de discuter les résultats obtenus.

TROISIÈME ÉDITION (1874).

En la comparant aux éditions précédentes, on verra qu'elle est augmentée de moitié. En effet, quoique le cadre des premières éditions soit conservé, cette édition comprend toutes les recherches qui ont été faites pour augmenter autant que possible les documents qui ont rapport à ce sujet si important, c'est-à-dire l'appréciation de l'eau.

Iéna, octobre 1874.

Dr E. REICHARDT.

TABLE DES MATIÈRES

CHAPITRE IV.

Examen microscopique 61

CHAPITRE V.

Température des sources 81

CHAPITRE VI.

Essai de l'eau.

GUIDE

POUR

L'ANALYSE DE L'EAU

AU POINT DE VUE

DE L'HYGIÈNE ET DE L'INDUSTRIE

CHAPITRE PREMIER.

CHOIX DES MATÉRIAUX

En raison du nombre considérable de sources, de fontaines, etc., il est absolument indispensable d'établir quelques règles ou bases pour faire un triage dans les matériaux, sans toutefois perdre de vue le but qu'on se propose.

Comme c'est surtout au point de vue de l'hygiène que nous faisons nos recherches, il est avant tout nécessaire de consulter les autorités sanitaires de la localité pour tirer parti de tous les renseignements qu'on pourra nous donner sur le sujet. En outre, dans le choix à faire il faut se laisser guider par des raisons géologiques, et examiner une eau de chaque formation pour servir de type.

A. — Sources.

Les sources peuvent être divisées en sources dormantes et en sources jaillissantes ou fontaines.

Si dans la localité il existe une ou plusieurs conduites pour alimenter les fontaines, il faut absolument en analyser l'eau.

Parmi les puits ou fontaines à pompe il faut examiner de préférence ceux qui servent à l'alimentation générale. Quant aux fontaines privées, il ne faut s'en occuper que quand il existe des raisons particulières, surtout hygiéniques, et alors d'autant plus que jusqu'ici les effets pernicieux de l'eau doivent surtout être attribués aux fontaines ou puits infectés par des infiltrations extérieures.

B. — **Eaux courantes de fleuves, de rivières, etc.**

L'examen des grands fleuves doit se faire une fois aussi complétement que possible ; plus tard il est utile de faire des essais répétés à plusieurs endroits pas trop rapprochés les uns des autres, et surtout là où par le voisinage de villes, de fabriques, etc., il peut y avoir des affluents de substances nuisibles ; mais dans ces cas on ne s'occupe que des éléments qui peuvent avoir de l'importance aux points de vue industriel et hygiénique.

Quant aux petites rivières et ruisseaux, l'examen se borne ordinairement aux éléments qui peuvent avoir une importance spéciale, à moins toutefois que ces cours d'eau ne servent en même temps à alimenter en grande partie la localité d'eau potable.

CHAPITRE II.

MARCHE DE L'EXAMEN

—

A. — Puisement ou embouteillage de l'eau.

Le puisement de l'eau à analyser par le chimiste même entraînerait pour lui à la fois une perte de temps et surtout trop de frais, et peut au besoin avec quelques précautions être effectué par des personnes moins compétentes, si par hasard on ne trouvait pas pour cette opération des médecins ou des pharmaciens. Pour les cas ordinaires trois litres d'eau sont suffisants.

Les bouteilles doivent être d'une propreté parfaite, et pour les fermer on ne doit employer que des bouchons neufs. Elles sont rincées d'abord avec du gravier, ensuite, à plusieurs reprises, avec l'eau à analyser, et après seulement on procède au remplissage. Elles sont ensuite fermées et revêtues du cachet de l'autorité locale.

Pour le puisement de l'eau on peut donner cette courte instruction générale :

Instruction sur le puisement de l'eau.

Pour chaque espèce d'eau à analyser, il faut remplir trois bouteilles.

Les bouteilles remplies d'eau au $^1/_3$, sont agitées fortement pendant quelque temps avec du gravier, puis rincées convenablement de manière à être complétement propres et transparentes. Elles sont ensuite rincées 2 à 3 fois avec l'eau à analyser, remplies complétement, vidées de nouveau, et ensuite seulement remplies définitivement et fermées avec des bouchons neufs. Elles sont enfin revêtues du cachet du médecin cantonal ou de l'autorité locale.

Chaque bouteille doit porter une étiquette donnant tous les renseignements sur son contenu, et les personnes chargées du puisement de l'eau doivent donner les indications demandées ci-dessous ou remplir le cadre suivant :

1º Désignation de l'origine de l'eau (fontaine jaillissante, fontaine à pompe, source, rivière, ruisseau, étang, etc.), avec indication exacte de l'endroit où l'eau a été puisée et de la date du puisement ;

2º Origine de la source, avec indication de la formation géologique ;

3º Influence de la saison et du temps sur le volume et le niveau de l'eau ;

4º Affluents pernicieux des environs, avec indication de tous les renseignements acquis par l'expérience (épidémies, etc.) ;

5º Lieu et état du captage de la source, avec tous les renseignements sur les moyens employés pour empêcher les infiltrations ;

6º Remarques particulières sur la saveur, l'odeur et les autres propriétés physiques de l'eau.

B. — Examen chimique.

Par les considérations relatées dans la circulaire ministérielle et se basant sur ce que dans la plupart des cas la recherche de tous les éléments de l'eau se trouve sans importance réelle, la marche à suivre dans cet examen est bien déterminée et essentiellement simplifiée. D'ailleurs les nombreuses découvertes faites dans les derniers temps dans les analyses d'eau nous serviront de guide dans ces recherches.

En 1864 la commission des eaux de Vienne (Autriche) formula ainsi dans les conclusions de ses travaux les qualités exigées d'une eau de bonne qualité :

1º Une eau irréprochable sous tous les rapports doit être limpide, incolore et inodore ;

2º Elle ne doit renfermer qu'une petite quantité de matière solide et aucune matière organisée ;

3º Elle ne doit renfermer comme terre alcaline que $0^{gr},18$ au plus de chaux par litre ;

4º Les sels solubles par eux-mêmes ne doivent former qu'une fraction minime de la quantité d'eau. Il faut surtout que les nitrates et les sulfates n'y figurent pas en quantité notable ;

5º La composition de même que la température de l'eau ne doivent varier dans les différentes saisons qu'entre des limites étroites ;

6º Les affluents de toute sorte pouvant altérer la pureté de l'eau doivent être éloignés ;

7º Les conditions précédentes ne pouvant être remplies que par une eau de source legère, celle-ci seule est propre à être employée comme eau potable ;

8º L'industrie exige une eau qui doit être à peu près de même composition ;

9º L'eau de rivière, toutes les fois qu'elle peut être obtenue à l'état limpide, peut servir pour les besoins de l'industrie, mais ne peut être employée comme eau potable, par la raison qu'elle ne remplit pas les conditions énoncées aux §§ 5 et 6 ;

10º Pour l'arrosage et l'entretien de la propreté des rues on peut employer n'importe quelle eau, à condition qu'elle soit inodore et qu'elle ne renferme pas trop de matières en décomposition ;

Tout homme compétent admettra sans hésitation les conditions indiquées dans les dix articles dont quelques-uns seulement demandent quelques développements.

§ 1er. — RÉSIDU SALIN OBTENU PAR ÉVAPORATION.

Ce paragraphe se rattache à l'article 2 énoncé plus haut. Pour la deuxième partie de cet article il ne peut y avoir le moindre doute, seulement il faut prendre de l'eau fraîche, car au bout de quelques jours de repos il se développe rapidement de la matière organisée consistant en monades, amoèbes et de nombreuses diatomées. J'ai eu l'occasion de reconnaître ces matières dans de l'eau excellente après quelques jours de repos. Il est vrai de dire que dans de l'eau reconnue dangereuse, ces organismes se sont développés en plus grand nombre.

Dans le cas où ces phénomènes se présenteraient en proportions plus considérables, il est bon d'avoir recours à quelque savant spécialiste.

Pour déterminer la quantité de matière solide d'une eau, il faut évaporer un volume donné d'eau et chauffer le résidu à une température variant entre 120° et 150°.

Quoique la simple détermination de la matière solide ne donne aucune indication sur la proportion des différents éléments, elle peut néanmoins servir de point de comparaison, surtout quand il s'agit d'examiner des sources avoisinantes.

Le congrès sanitaire de Bruxelles admit qu'une eau n'est plus potable lorsqu'elle renferme plus de 0gr,5 de matière solide par litre. Dans tous les cas cette conclusion peut servir de point de départ si on ne veut pas l'admettre d'une manière absolue.

Langbein, dans son examen des eaux de Leipzig, trouva dans dix fontaines de la ville un résidu salin variant de 0gr,7 à 2gr,6 par litre, et dans neuf fontaines du faubourg un résidu variant de 0gr,565 à 1gr,350. L'eau de la nouvelle conduite donna 0gr,205 et celle de la Pleisse 0gr,235 pour résidu.

O. Reich[1] trouva pour un grand nombre de fontaines de Berlin un résidu variant de 0^{gr},426 à 2^{gr},757 (dessiccation à 120°).

Les sources calcaires des environs d'Iéna renferment de 0^{gr},17 à 0^{gr},40 de résidu salin par litre, l'eau de la Saale 0^{gr},09, des sources de Buttstädt de 0^{gr},25 à 0^{gr},59 ; des sources séléniteuses de la même contrée donnent de 2^{gr},1 à 2^{gr},8 ; de l'eau très-pure des montagnes de la forêt de Thuringe donna de 0^{gr},016 à 0^{gr},073, et de l'eau de la Silésie donna 0^{gr},050 de résidu.

La comparaison des résultats obtenus montre que la limite posée par le congrès sanitaire de Bruxelles pour le résidu salin est sensiblement exacte. De toutes les fontaines de Leipzig et de Berlin, il n'y en a presque pas une seule qui remplisse cette condition de ne dépasser 0^{gr},5 pour le résidu salin par litre. Les sources de formation calcaire des environs d'Iéna la remplissent, au contraire, très-bien, tandis que les sources séléniteuses des environs de Buttstädt doivent être rejetées. On voit donc que dans l'analyse des eaux, la détermination du résidu salin peut, si toutes les autres conditions sont concordantes, servir de point de comparaison et permettre souvent de se dispenser de toute recherche ultérieure.

Ainsi, si dans une série d'eaux avoisinantes, dont on connaît la composition, on en trouve dont le résidu salin dépasse 0^{gr},5 par litre, elles ne doivent plus faire l'objet d'aucune recherche ultérieure et être rejetées à la fois comme eau potable et comme eau pouvant servir dans l'industrie.

Par contre, si on trouve des eaux dont le résidu salin varie de 0^{gr},1 à 0^{gr},2 par litre ou même au-dessous, on peut les regarder comme pures, surtout si l'essai des matières organiques donne un résultat aussi favorable, et, dans ce cas, il est également inutile de pousser plus loin les recherches.

[1] *De l'acide azotique dans l'eau de fontaine et de ses rapports avec le choléra.*

Influence de la formation géologique sur la nature des eaux.

Comme nous l'avons indiqué dans le chapitre Ier, il faut dans le choix des eaux tenir compte des relations géologiques d'une contrée, et il est certain que dans la suite on leur donnera, avec raison, une plus grande importance pour l'appréciation des eaux de sources pures.

Dans l'appréciation des eaux au point de vue hygiénique et industriel, il faut, notamment pour les questions que nous aurons bientôt à examiner, tenir compte de différentes circonstances. Les nombres limites permettent, en général, de condamner une eau qui les dépasse, et sont pour cette raison indispensables; mais, dans l'intérêt des progrès de la science, il est bon de les soumettre souvent à de nouvelles épreuves. Si la constatation de l'ammoniaque, d'une quantité notable d'acide nitrique et de matière organique, démontre d'une manière certaine la présence dans l'eau de matières étrangères nuisibles, il n'en est pas de même de la chaux, de la magnésie, de l'acide sulfurique, dont la quantité doit être appréciée différemment suivant la formation géologique à laquelle on a affaire. Il faut donc pour chaque élément particulier tenir compte des conditions dans lesquelles on le trouve. Tandis que dans les formations calcaires et dolomitiques on ne sera pas étonné de voir dépasser de beaucoup la dureté normale dans des sources d'ailleurs complétement pures, il est certain que si dans une formation granitique on trouve 0^{gr},18 de chaux, on ne pourra expliquer la présence de cette grande quantité de terre alcaline que par des circonstances locales et des influences tout à fait en dehors des règles ordinaires.

Il sera donc nécessaire dans la plupart des cas, pour apprécier la composition des eaux de fontaines, de sources, etc., d'examiner d'abord les sources les plus pures de la formation géologique avoisinante, afin de les prendre pour point de comparaison dans les expériences subséquentes.

Pour le résidu salin, voici en moyennes les résultats que j'ai obtenus pour les sources des différentes formations :

	Grammes.
Formation granitique.	0,0244 par litre.
Grès bigarré	0,125 à 0,225.
Muschelkalk	0,418
Gypse.	2,365

Pour les terrains dolomitiques, les sources les plus dures, mais pures d'ailleurs, n'ont pas dépassé le nombre limite $0^{gr},5$ par litre.

§ 2. — SUBSTANCE ORGANIQUE.

En calcinant le résidu salin humecté à plusieurs reprises avec du carbonate d'ammoniaque, on peut déterminer approximativement la quantité de matière organique. La commission des eaux de Vienne passe légèrement sur cette question dans ses conclusions, ce qui tient sans doute à ce que les connaissances qu'on avait sur cette matière et les expériences faites à ce sujet étaient encore très-restreintes à cette époque. La deuxième méthode plus généralement employée pour déterminer la matière organique consiste dans l'emploi et la décomposition du permanganate de potasse, dont *1 partie décompose 5 parties de matière organique,* d'après plusieurs chimistes, comme Wood, Kubel, etc.

D'après Pettenkofer une eau potable irréprochable ne doit renfermer, par litre, plus de $0^{gr},05$ de matière organique décomposable par le permanganate ; d'après Kubel cette limite ne doit aller tout au plus qu'à $0^{gr},03$ ou $0^{gr},04$.

D'après mes propres expériences la quantité de matière organique dans les sources pures ne dépasse guère les nombres $0^{gr},005$, $0^{gr},010$, $0^{gr},015$, et n'augmente nullement dans le même rapport que l'acide nitrique, le chlore, etc., dans le cas où l'eau perdrait une partie de sa pureté.

Si donc on rencontre une quantité plus considérable de cette matière, il faut en chercher la raison dans les influences locales, comme, par exemple, si la source se trouve située au milieu de marécages ou de bas-fonds marécageux.

Dans les nombreux essais d'eaux de fontaines dormantes de Weimar, Eisenach, Apolda, Leipzig, on trouva des quantités considérables de nitrates et de chlorures, et la quantité de matière organique n'alla ordinairement qu'à 0gr,02, rarement à 0gr,04 ou à 0gr,05. Par contre, on trouva dans un village, près de Weimar, une source peu vive et marécageuse qui, tout en ne contenant que des quantités relativement faibles de chaux, magnésie, chlore et acide sulfurique, renferma 0gr,219 de matière organique et seulement des traces d'acide nitrique.

D'après ce qui précède, si dans la recherche d'eaux destinées par exemple à l'établissement de conduites, on prend pour types les sources pures, on pourra admettre pour limite de la quantité de matière organique 0gr,01 à 0gr,02, et même au-dessous. De l'autre côté, au point de vue hygiénique, une eau renfermant de 0gr,03 à 0gr,05 de matière organique doit être rejetée sans condition, sans dire pour cela qu'une eau qui en renferme moins puisse être acceptée pour cela seul comme eau potable. Il est évident qu'une eau ne peut être reconnue bonne rien que par la détermination d'un seul élément; par contre elle doit être rejetée comme mauvaise si pour l'un des éléments elle dépasse d'une manière frappante la limite indiquée.

La détermination de la matière organique par la calcination du résidu salin devient d'autant plus incertaine qu'il y a présence d'une plus grande quantité de carbonate de magnésie ou de nitrates, de sorte qu'on a reconnu généralement qu'elle était dans ce cas sans la moindre valeur. Mais si ces deux sels n'existent qu'en petite quantité, le résultat obtenu par la calcination s'accorde assez bien avec celui obtenu par l'emploi du permanganate de potasse.

Kubel, dans son *Traité d'analyse,* donne les résultats comparatifs suivants pour 1 litre d'eau :

	I.	II.	III.
Par la calcination. . .	0,022	0,06	0,113
Par le permanganate.	0,0214	0,0625	0,068

Il est certain que pour III les conditions défavorables se présentaient. De mon côté, j'ai trouvé dans les sources très-riches en nitrates de Leipzig les résultats suivants :

	I.	II.	III.	IV.	V.
Calcination	0,230	0,250	0,090	0,040	0,0225
Permaganate de potasse	0,092	0,107	0,037	0,048	0,0157
Acide nitrique	0,1431	0,1488	0,0236	0,0051	»

IV est de l'eau filtrée de la Katzbach en Silésie ; V est une eau de source très-pure de la même contrée. — On voit donc que la calcination ne peut donner des résultats approchants et utiles que dans des circonstances particulières, et que c'est au chimiste d'apprécier dans quel cas elle peut être employée. Quoique l'emploi du permanganate ne soit pas non plus irréprochable, comme l'a prouvé notamment Frankland, je regarde cependant jusqu'ici cette méthode comme la meilleure pour la détermination de la matière organique au point de vue hygiénique.

Après les nombreux essais que j'ai faits d'après cette méthode, je puis recommander, sans établir d'autres comparaisons, le procédé modifié et perfectionné par Kubel, et qui consiste à faire agir le permanganate sur l'eau bouillante acidulée avec de l'acide sulfurique. De cette manière on élimine préalablement l'acide nitreux qui pouvait préexister, et on obtient des résultats très concordants. La seule modification que je crois devoir y apporter, c'est d'opérer sur 500^{cc} au lieu de 100^{cc}, surtout quand il s'agit d'eaux très-pures.

En éliminant préalablement l'acide nitreux et en écartant ainsi le reproche si bien fondé qu'on pouvait faire à l'emploi du permanganate, cette méthode devient excellente, en ce sens que les résultats obtenus ne peuvent être rapportés qu'à la présence de la matière organique ; ce qui est d'autant plus important pour l'appréciation de l'eau au point de vue hygiénique, que la *quantité de permanganate de potasse employée indique d'une manière certaine combien il y a de substances avides d'oxygène et décomposant aussi énergiquement ce sel. Et il est hors de doute que ces matières ne peuvent qu'être nuisibles à la santé, en portant surtout préjudice aux fonctions respiratoires.*

Weltzien, dans ses analyses des eaux de fontaines de Carlsruhe, détermina les quantités de matière organique par l'analyse élémentaire, après avoir évaporé l'eau additionnée d'un peu d'acide sulfurique. Péligot détermine la matière organique, après l'avoir précipitée par la perchlorure de fer, le sous-acétate de plomb, etc. Schulze, dans ses analyses des eaux de Rostock, emploie le permanganate de potasse en solution alcaline, etc. Sans entrer dans une critique plus approfondie de ces différentes méthodes, je veux seulement faire remarquer :

1° Qu'en évaporant, d'après Weltzien, l'eau additionnée d'acide sulfurique, les matières organiques doivent nécessairement se modifier sensiblement ou se volatiliser ;

2° Que dans la méthode de Péligot, on ne tient pas compte par exemple de l'acide carbonique absorbé par l'oxyde de fer hydraté ;

3° Que dans la méthode de Schulze, on doit par l'addition d'un alcali précipiter forcément une partie de la matière organique sous forme de composé calcaire et autres.

Si pour l'appréciation de l'eau nous admettons la quantité de matière organique indiquée par Kubel et Pettenkofer, nous pouvons fixer pour une eau non nuisible à la santé la limite 0^{gr},03 à 0^{gr},05 de matière organique par litre.

La conduite d'eau d'Iéna en renferma 0^{gr},0142, et troublée par une pluie continue son eau en indiqua 0^{gr},034. L'eau de source de Liegnitz en renferma 0^{gr},0157. L'eau de fontaine d'Ammerbach près Iéna (dans une épidémie de typhus) en renferma de 0^{gr},0438 à 0^{gr},0810. Enfin de l'eau de fontaine de Leipzig en contint de 0^{gr},037 à 0^{gr},107, etc.

Si donc une eau dans laquelle l'analyse qualitative ne décèle pas de principes suspects, donne un résidu salin inférieur à 0^{gr},50 et une quantité de matière organique moindre que 0^{gr},05, on peut la regarder comme bonne au point de vue hygiénique, et il est inutile de faire des recherches ultérieures.

§ 3. — TERRES ALCALINES.

Article 3. — *La quantité totale de terre alcaline contenue dans une eau doit aller tout au plus à 0^{gr},18 par litre.*

Pour apprécier cet article nous ne pourrions mieux faire que de jeter un coup d'œil sur les eaux calcaires d'Iéna.

Dans le calcul on a l'habitude d'évaluer la magnésie en chaux. 1 partie de MgO est équivalente à 1,382 partie de chaux, ou en nombre rond à 1,4, de sorte que la quantité de MgO trouvée doit être multipliée par 1,4 pour être représentée en CaO.

Voici les résultats obtenus par quelques eaux :

	CaO Grammes.	
Source près d'Iena : Jardin de la Neumühle	0,214	
» » avant la Papiermühle	0,173	
Eau de la Saale dans le Paradiese	0,045	H. Ludwig.
» » près de Naschhausen	0,058	
Fontaine à Lichtenhain	0,098	
Source de Silésie	0,016	
» » Sonneberg	0,005	
» » Gera (grès dolomitique)	0,175	E. Reichardt.
» » Altenburg (porphyre)	0,096	
Eau de la Katzbach (Silésie)	0,062	

Le nombre 0,18, quoique correspondant aux nombres les plus élevés obtenus pour les sources de formation calcaire ou dolomitique, peut cependant encore être dépassé un peu sans inconvénient. Si on a affaire à des sources séléniteuses ou renfermant du sulfate de magnésie, la limite est dépassée considérablement. Ainsi la source de Neumühle près Iéna renferme d'après Ludwig $0^{gr},063$ de So^3 et $0^{gr},10$ de So^3 CaO anhydre ; celle de Papiermühle ne renferme que $0^{gr},017$ de So^3 et $0^{gr},037$ de So^3 CaO, de sorte que l'excès de chaux peut être attribué à la présence du gypse. Si on déduit pour les deux sources la chaux du gypse, on trouve pour la quantité de chaux et de magnésie :

	Grammes.
Neumühle	0,170
Papiermühle	0,161

Des sources contenant du gypse et du sulfate de magnésie ont donné pour la totalité de chaux et de magnésie les résultats suivants :

	CaO	So³	
Eau de Klingenteich près Buttstädt	0,936	1,164	
Source de la Kunst	0,969	1,158	Ruckhold.
» au Kleffer	1,061	1,258	
Fontaine sur la Windhebe	1,075	1,333	
Eau près des Teufelslöchern (Iéna)	0,873	1,210	Wackenroder

Ces résultats montrent d'une manière évidente que le chiffre 0,18 convient très-bien pour limite. Seulement il est toujours bon de rechercher, et une simple analyse qualitative suffit le plus souvent, si l'eau ne contient pas une quantité anomale d'acide sulfurique, et dans ce cas il faut en déterminer la quantité.

Les recherches les plus récentes démontrent que dans les formations calcaires et surtout dolomitiques la limite 0,18 pour la dureté peut être encore considérablement dépassée, sans qu'on puisse parler d'impureté de l'eau ou sans qu'il y ait présence d'une quantité anomale de gypse et d'autres substances nuisibles.

Les moyennes d'une série d'analyses donnent pour la chaux les résultats suivants :

	Grammes.
Formation granitique	0,0097
Grès bigarré	0,073
Dolomite	0,124 à 0,140

Pour la magnésie on a obtenu :

	Grammes.
Formation granitique.	0,0025
Grès bigarré	0,048
Dolomite	0,065

de sorte que pour la dureté, chaux et magnésie évaluée en chaux, on a :

	Grammes.
Formation granitique.	0,013
Grès bigarré	0,137
Dolomite.	0,215 à 0,231

Il est à remarquer que ces nombres se rapportent à des sources pures sous d'autres rapports et ne représentent que des moyennes. On conçoit de plus très-bien que pour la même formation géologique, la composition des eaux puisse présenter des différences considérables sachant par exemple que le siment du grès, qui peut être de nature si différente forme, en se dissolvant dans les sources qui traversent ces roches, la partie saline de ces eaux.

La conduite d'eau d'Iéna tire son eau de sources jaillissantes d'une formation calcaire pure ; un peu au-dessous se trouvent le grès bigarré et des marnes gypseuses qui donnent ordinairement naissance à des sources séléniteuses très-dures. H. Ludwig dans ses recherches trouva, avant moi, pour la source qui alimente la conduite au-dessus de la Papiermühle le nombre $0^{gr},173$ pour la quantité totale de chaux. Des recherches plus récentes me donnèrent à l'embouchure de la conduite les nombres très-concordants $0^{gr},169$ et $0^{gr},167$ consistant en $0^{gr},112$ de chaux et $0^{gr},0396$ de magnésie. La quantité de So^3 s'éleva un peu au-dessus de $0^{gr},01$ et le chlore à $0^{gr},0037$ par litre.

Des sources très-pures des environs de Weimar contiennent $0^{gr},124$ de chaux et $0^{gr},065$ de magnésie, c'est-à-dire une dureté de 0,215 et seulement $0^{gr},015$ de So^3 avec des traces de chlore.

Ces exemples doivent suffire pour montrer que des sources d'ailleurs très-pures peuvent avoir une dureté dépassant la limite, et que le nombre 0,18 doit être considéré différemment suivant l'origine des sources. Pour certains terrains ce nombre peut être dépassé si les sources sont pures sous d'autres rapports. Pour d'autres terrains on doit s'arrêter en deçà de cette limite si on peut trouver des sources moins calcaires.

§ 4. — SELS SOLUBLES PAR EUX-MÊMES.

Article 4. — *Les sels solubles dans l'eau par eux-mêmes (c'est-à-dire la partie soluble du résidu salin) ne doivent former qu'une fraction faible de la totalité des sels, et surtout les nitrates et les sulfates ne doivent pas se présenter en quantité notable.*

Les sels solubles dans l'eau par eux-mêmes sont, dans les cas normaux : les chlorures, les sulfates et les nitrates, de sorte que leur détermination se confond avec celle des acides chlorhydrique, sulfurique et nitrique.

a. *Acides chlorhydrique et sulfurique.*

Si l'analyse qualitative n'indique que des traces de chacun de ces acides, leur dosage ainsi que celui des alcalis qui y sont combinés est inutile. Les quantités de chlore qui se présentent ordinairement dans l'eau de source et de rivière flottent environ entre 0^{gr},002 et 0^{gr},008, et ne donnent alors qu'un trouble avec le nitrate d'argent; s'il s'en présente de plus grandes quantités, il faut se mettre en garde, et il n'est plus indifférent de savoir à quelle espèce de chlorure on a affaire.

Voici les résultats obtenus pour quelques eaux :

	Grammes.
Eau de la Saale près Iéna.	0,006
Eau de source près Buttstadt	0,003 à 0.0058
» » » la forêt de Thuringe.	0,0015 à 0,0021
» » » de Gera	0,0058
» » » Altenburg.	0,0043 à 0,0064
Bittersalzquelle (So^3 MgO) près Iéna.	0,0101
Sources séléniteuses près Buttstädt	0,0046 à 0,3570

La quantité d'acide sulfurique dans une bonne eau de source flotte entre 0^{gr},002 et 0^{gr},063. Quoique le dernier nombre paraisse un peu élevé, il se présente néanmoins dans les eaux de formation calcaire qui ne paraissent pas être préjudiciables à la santé. Cependant une quantité supérieure à 0^{gr},0063 d'acide sulfurique doit donner à réfléchir tant au point du vue de l'action thérapeutique des sulfates de soude, de potasse et de magnésie, qu'au point de vue industriel, si l'acide sulfurique devait se trouver sous forme de gypse ou de sel de magnésie.

Voici quelques résultats :

				Grammes.	
Formation calcaire	Eau de source d'Iéna. . . .			0,017	à 0,063
	—	—	Buttstädt .	0,004	à 0,007
	—	—	Orlamunda	0,0444	
— granitique	—	—	de la forêt de Thuringe	0,0015	à 0,0021
Porphyre et schiste argileux : Eau de source d'Altenburg.				0,007	à 0,029
—	—	—	— Rudolstadt.	0,099	
(impropre à la fabrication de la bière).					
Source séléniteuse d'Orlamunda				0,362	à 0,814

On trouve des quantités d'acide sulfurique encore plus grandes, comme nous l'avons indiqué plus haut à propos de la chaux.

Les eaux courantes de rivières et de fleuves renferment ordinairement moins d'acide sulfurique et de chaux que les sources environnantes, parce qu'elles perdent dans leur parcours une certaine quantité de leurs sels.

Ainsi la Saale près Iéna renferme 0^{gr},0188 de SO^3, tandis que près de Dornburg elle en renferme 0^{gr},0293.

b. *Acide nitrique.*

La recherche de cet acide a une importance particulière pour l'appréciation d'une eau potable, par la raison que les sources n'en contiennent pas du tout ou fort peu. De plus grandes quantités de cet acide indiquent donc en quelque

sorte, d'une manière certaine, qu'il y a des infiltrations extérieures.

En effet, cet acide, provenant de la destruction, c'est-à-dire
de l'oxydation de matières organiques azotées, montre que
l'eau n'est plus garantie contre les infiltrations extérieures
nuisibles; sans compter l'action thérapeutique certainement
pas indifférente de certains nitrates, comme le nitrate de
magnésie, quand ces sels sont absorbés journellement comme
aliments [1]. La recherche de cet acide en même temps que
celle de la matière organique nous donne, d'après ce que
nous savons maintenant, le meilleur moyen de contrôler si
la source est sujette à des infiltrations extérieures. Ce fait
une fois constaté, il est évident que, suivant la saison ou
d'autres circonstances, les impuretés de l'eau peuvent varier
beaucoup et devenir, à un. moment donné, de nature très-
dangereuse.

D'après les conclusions de la commission des eaux de
Vienne, 0^{gr},004 par litre d'acide nitrique dans une eau doivent
déjà donner à réfléchir.

L'eau de source de Liegnitz ne renferme pas d'acide nitrique, celle de la Katzbach n'en renferme que 0^{gr},005. Par
contre, Reich trouva dans les eaux de fontaine de Berlin jusqu'à 0^{gr},675 (Gerichtsstrasse, n° 24) et très-souvent 0^{gr},200,
0,300, 0,400, et il établit un rapport direct de cet accroisse-
ment de l'acide nitrique dans les eaux avec la mortalité de
l'épidémie de choléra en 1866, de telle sorte que les quartiers qui avaient les eaux les plus mauvaises et les plus riches
en acide nitrique présentaient en même temps la plus grande
mortalité.

Des eaux de fontaines de l'Inde renfermaient, d'après
Haines, jusqu'à 2^{gr},417 d'acide nitrique par litre.

Les nombres élevés obtenus par Reich dans la détermi-

---

[1] D'après les conclusions de la commission des eaux de Vienne, la pro-
priété purgative d'une eau est proportionnelle à la quantité de nitrate de
magnésie et de potasse qu'elle contient.

nation de l'acide nitrique, me décidèrent à contrôler les résultats obtenus en même temps que les méthodes employées, en examinant à nouveau les différentes eaux de Leipzig que Reich avait analysées. Voici les résultats obtenus :

ACIDE NITRIQUE CONTENU DANS 1 LITRE D'EAU :

Fontaines de Leipzig.	Reich.	Reichardt.	
		Sous forme de AzH^3	Sous forme de AzO^2
Rossplatz.	0,347	0,143	0,147
Dorotheenstrasse. . . .	0,070	»	0,148
Gerberstrasse.	0,255	»	0,024
Tauchaerstrasse	0,324	0,182	0,184
Bettelbrunnen	0,331	»	0,236
Burgstrasse.	0,213	»	0,051
Magdeburger Bahnhof.	0,065	»	0,013
Conduite d'eau.	»	»	0,012

Ces résultats concordent fort peu, mais on ne pouvait pas s'attendre à trouver, pour des fontaines à différentes époques, le même rapport de composition, surtout pour des substances qui sont arrivées certainement par infiltration. L'eau de fontaine de Roda, reconnue généralement comme mauvaise, me donna $0^{gr},300$ d'acide nitrique et $0^{gr},0067$ d'ammoniaque.

On voit d'après ces résultats que la recherche de l'acide nitrique est absolument nécessaire, si l'on veut s'assurer qu'il y a eu des infiltrations de matières organiques. L'analyse qualitative suffit ordinairement, mais dans des cas graves au point de vue de l'hygiène, il faut absolument faire un dosage.

La détermination de l'ammoniaque est comparativement moins importante. Dans mes recherches sur les eaux de sources même renfermant de l'acide nitrique, comme celles de Leipzig, je n'ai pu déceler de l'ammoniaque.

Schulze à Rostock et Schmidt à Dorpath [1] arrivèrent au

---

[1] Sur 100 analyses d'eaux de fontaine que fit Schmidt à Dorpath, il n'y en avait que deux donnant plus de $0^{gr}.02$ d'ammoniaque. La plupart des autres ne donnaient pas plus de $0^{gr}.0005$; un certain nombre encore beaucoup moins.

même résultat négatif. Weltzien ne trouva pas trace d'ammoniaque dans aucune des eaux de Carlsruhe. Reich en trouva bien de petites quantités; seulement dans le dosage il se contenta de donner la quantité totale d'azote contenue dans l'eau. D'après ce qui précède, on pourra donc se contenter le plus souvent d'une recherche qualitative, et le dosage de l'ammoniaque sera réservé pour des cas particuliers.

Les recherches les plus récentes confirment que l'ammoniaque ne se présente que rarement et alors en très-petites quantités, de sorte que, dans les cas ordinaires, on n'a pas à s'en occuper.

Mes nombreuses analyses des eaux de fontaines d'Erfurt et répétées dans différentes saisons ne m'ont donné que rarement de l'ammoniaque, et dans ce cas des quantités excessivement faibles variant de 0,000006 à 0,000390. Mes recherches confirment donc les résultats obtenus par d'autres chimistes.

La recherche de l'acide nitrique est par contre d'autant plus importante ; c'est pour cela aussi que mes recherches eurent surtout pour but de contrôler le nombre limite de 0^{gr},004, donné par la commission des eaux de Vienne.

Pour cela la formation calcaire offrit la meilleure occasion, en ce sens que cette roche favorise la production de cet acide et doit, par conséquent, en augmenter la quantité. Les sources les plus pures même sous d'autres rapports encore, ne donnent pas plus de 0^{gr},000675 par litre. Les sources les plus pures des roches calcaires d'Iéna et de Weimar n'en renferment également que 0^{gr},000675. Pour des fontaines jaillissantes on ne trouve dans de nombreuses analyses que deux fois seulement une quantité d'acide nitrique dépassant la limite, circonstance qui mit en même temps sur la voie de la défectuosité de la conduite d'eau à laquelle on put aussitôt remédier. L'acide nitrique, quand il se présente en quantité notable, doit certainement son origine à des substances organiques azotées et peut être considéré comme le produit invariable d'une oxydation lente ; mais sa quantité n'est nullement en rapport avec celle des matières organiques qui peuvent avoir été introduites dans l'eau en plus ou moins grande quantité par une cause accidentelle toute récente.

Un étang situé au milieu d'une forêt, recouvert de feuillages, mais contenant aussi des plantes aquatiques purifiant l'eau, donna à l'analyse une quantité de matière organique $= 0^{gr},055$ et une quantité d'acide azotique $= 0^{gr},0027$.

L'étang d'un village très-pauvre en eau et dans lequel s'écoulaient comme dans un réservoir les eaux de pluie entraînant avec elles des parties de fumier, donna à l'analyse les résultats suivants :

	Grammes.
Matière organique.	0,7510
Acide azotique.	0,0020
Chlore.	0,057
Acide sulfurique.	0,019
Dureté	0,094
Ammoniaque.	nulle.

L'eau en question ne présente pas les conditions favorables d'oxydation des matières organiques azotées, comme la terre poreuse donnant accès aux gaz ; par contre la chaux et la magnésie se sont précipitées en grande partie du côté des roches calcaires qui existent vis-à-vis.

L'augmentation de l'acide azotique ne correspond pas non plus directement avec une augmentation simultanée de chlorures et de sulfates, quoique cela se présente encore souvent. Dans un examen sérieux de l'eau au point de vue hygiénique il est donc nécessaire de rechercher tous les éléments importants, quoique la présence d'une quantité anormale d'acide azotique donne la preuve certaine qu'il y a eu infiltration de matières étrangères qui à un moment donné peuvent facilement devenir dangereuses. Il suffit donc le plus souvent, et l'examen en est simplifié sensiblement, de rechercher la présence de l'acide azotique par la réaction de la brucine que nous indiquerons plus loin. Si la réaction est bien nette, il faut dans tous les cas rejeter l'eau ; si elle n'est que faible, il faut dans certains cas particuliers faire un dosage.

§ 5. — TEMPÉRATURE DE L'EAU.

Articles 5 et 6. — *La température et la composition de l'eau ne doivent varier dans les différentes saisons qu'entre des limites bien étroites. Les affluents étrangers, de quelque nature qu'ils soient, doivent être éloignés.*

Quelque importantes que soient ces indications, elles n'ont cependant pas de rapport direct avec le premier examen chimique et ne trouvent leur application que dans les recherches ultérieures.

Déjà les recherches si variées et si minutieuses ont eu pour résultat la possibilité de se procurer de l'eau pure, de l'eau de source au moyen de conduits d'eau. Dans la recherche des eaux de source le thermomètre nous donne les meilleurs renseignements, et on ne devrait jamais faire les essais d'eau sur place sans avoir recours à un thermomètre bien exact. En faisant ainsi un certain nombre d'observations, on reconnaîtra bientôt la température qui caractérise les sources de la contrée. S'il se présente des oscillations il faudra faire de nouvelles recherches, et on aura ainsi des notions très-précieuses sur les conditions météorologiques de la contrée.

Des sources qui ne reçoivent pas les affluents des terrains voisins, qui tiennent leurs eaux de nappes considérables et éloignées, indiquent ordinairement la même température dans les différentes saisons de l'année, ou ne donnent qu'une différence insignifiante n'affectant que les dixièmes de degré.

Une température élevée indique ordinairement que la source a son origine dans des couches profondes.

La détermination de la température a donc de l'importance en ce sens qu'elle nous fait connaître les relations extérieures des sources et l'éloignement de tout affluent pouvant altérer sa pureté. Cet éloignement de tout affluent doit être absolu et il peut être reconnu souvent que rien que par le fait que la source se maintient à une température constante.

§ 6. — Dureté de l'eau.

Articles 7 et 8. — Les conditions précédentes ne peuvent être remplies que par une eau de source légère. Celle-ci seule est propre à être employée comme eau potable. L'industrie exige une eau qui doit être à peu près de même composition.

Là seulement on parle pour la première fois des qualités qu'exige l'industrie d'une eau qui doit être également une eau légère. Si pour une bonne eau potable on a fixé des limites pour les quantités des différents éléments, limites qui ne doivent être dépassées sans préjudice pour la salubrité de l'eau, les besoins de l'industrie exigent à peu près les mêmes conditions.

Moins une eau renferme de matière solide, de résidu salin, plus elle est propre à l'alimentation des chaudières, à la tannerie, à la fabrication de la bière, etc. Il n'y a que quelques sortes de teintures (comme celle du rouge de Turquie) qui demandent l'emploi d'eau dure ; dans certaines localités on la préfère aussi pour la fabrication de la bière. Weltzien dit même qu'on a émis l'opinion qu'une certaine quantité de gypse était indispensable dans la fabrication d'une bonne bière. D'après mes renseignements cette opinion ne peut être soutenue que dans des cas tout à fait particuliers, car le plus souvent, quand une eau fut reconnue impropre à la fabrication de la bière, cela tenait à la présence d'une trop grande quantité de sulfate de chaux. Une trop grande quantité de carbonate de chaux est également peu favorable au gonflement du malt et à la fermentation, mais il est facile de remédier à défaut en faisant bouillir l'eau pendant quelque temps. Pour l'alimentation des chaudières à vapeur le carbonate de chaux est préjudiciable parce qu'il se dépose tantôt sous forme pulvérulente, tantôt sous forme plus solide ; mais c'est surtout le sulfate de chaux qui est nuisible parce qu'il forme en général la base des dépôts des chaudières.

On voit ainsi que pour l'eau employée dans l'industrie, on s'occupe moins de la présence de matière organique, d'acide nitrique, de chlorures que de celle de la chaux, surtout sous forme de gypse, quoiqu'une proportion trop considérable des premières substances ne soit pas sans une certaine influence.

Pour les besoins de l'industrie un essai hydrotimétrique au moyen d'une solution titrée de savon donne une approximation suffisante pour la détermination de la dureté de l'eau. Quant à l'eau potable, quoique les eaux reconnues légères par l'hydrotimétrie soient les plus propres à cet usage, les différentes épreuves de cette méthode ne sont pas suffisantes, pour apprécier si elle est de bonne qualité.

VALEUR D'UN DEGRÉ HYDROTIMÉTRIQUE DANS DIFFÉRENTS PAYS :

Allemagne, 1 partie de CaO, y compris
     MgO dans . . . . 100,000 parties d'eau.
Angleterre, 1 partie de CaO, y compris
     MgO dans . . . . 125,000 parties d'eau.
   ou bien 1 grain de $Co^2 CaO$, y compris
     MgO dans . . . . 70,000 grains ou 1 gallon d'eau.
France . . . 1 partie de CaO, y compris
     MgO dans . . . . 178,571 parties d'eau.
   ou bien 1 partie de $Co^2 CaO$, y compris
     MgO dans . . . . 100.000 parties d'eau.
   ainsi   5 degrés hydrotimétriques anglais = 4 degrés allemands.
     100   —   —   français = 50 —   —

En Angleterre, on dit qu'une eau est légère pour 3 à 5 degrés — 2,5- 4 ⎫
    —   —   assez dure — 6 à 10   = 5 —8 ⎪ degrés
    —   —   dure   —   10 — =   8 ⎬ allemands.
    —   —   très-dure —   15 — = 12 ⎭

L'eau de la conduite d'Iéna a donné 15 degrés, et une eau de source très-pure 2,7 degrés hydrotimétriques.

On fait de plus une distinction dans la dureté, suivant qu'elle est absolue, permanente ou temporaire.

La dureté absolue s'obtient par la détermination directe du degré hydrotimétrique.

La dureté permanente s'obtient en prenant le degré hydrotimétrique de l'eau après en avoir séparé par l'ébullition le carbonate de chaux et de magnésie.

La dureté permanente repose sur la présence de sels facilement décomposables, comme les sulfates et les chlorures de chaux et de magnésie; elle est la plus fâcheuse pour l'industrie.

Enfin la dureté temporaire s'obtient en retranchant de la dureté absolue la dureté permanente.

Très-souvent la dureté permanente repose seulement sur la présence du sulfate de chaux, ce dont on pourra facilement s'assurer par un examen ultérieur de l'eau ; par exemple, si pour les traces ordinaires de chlore, on trouve une quantité considérable de chaux. Ainsi la source de Lotten près de Weimar, très-puissante et non captée, donne les résultats suivants :

	Grammes.
Matière organique	0,00873
Acide azotique	0,00135
Chlore	0,00371
Acide sulfurique	1,20800
Chaux.	0,73800
Magnésie.	0,10400

D'après ces résultats on voit qu'il n'y a que la chaux et l'acide sulfurique qui se trouvent en quantité extraordinaire par rapport à la composition des sources calcaires de nos contrées. Aussi peut-on calculer dans ce cas la dureté permanente directement, en multipliant la quantité d'acide sulfurique par 0,7 : le produit correspond à la quantité de chaux.

La quantité d'acide sulfurique peut de même donner une indication sur la quantité de carbonate de soude à employer pour décomposer le sulfate de chaux dans l'eau qui doit servir à l'alimentation des chaudières, etc.

1 partie de So^3 demande 1,32 parties de carbonate de soude desséché, soude calcinée, ou 3,57 parties de carbonate de soude cristallisé, soude cristallisée du commerce.

Weltzien trouva dans les fontaines de Carlsruhe une dureté absolue de 12°,8 à 33°,8, et une dureté permanente de 3°,3 à 12°,9.

D'après Schulze, 1 partie de $CaO + MgO$ ou 0,714 de MgO sature 12 parties de savon. On voit ainsi que par la dureté on peut calculer la perte de savon dans le blanchissage. La détermination de la dureté a donc une grande importance pour les besoins de l'industrie.

§ 7. — EXAMEN DES EAUX DE RIVIÈRES.

Articles 9 et 10. — L'eau de rivière, toutes les fois qu'elle peut être obtenue à l'état limpide, peut servir pour les besoins de l'industrie, mais ne peut être employée comme eau potable par la raison qu'elle ne remplit pas les conditions énoncées aux §§ 5 et 6. Pour l'arrosage et l'entretien de la propreté des rues, on peut employer n'importe quelle eau, à condition qu'elle soit inodore et qu'elle ne renferme pas trop de matières en décomposition.

Les affluents de nature si différente et si variée des rivières et les immondices qui s'y déversent, rendent ces eaux tout à fait impropres comme eaux potables. Et quand on recommande pour les usages si variés de l'eau filtrée, il faut bien comprendre qu'il ne peut être question ici que d'une purification mécanique qui, d'après les recherches modernes, ne répond nullement aux conditions qu'on exige d'une eau potable de bonne qualité.

Voici les résultats de trois analyses faites à Iéna sur l'eau de l'Elbe au mois de novembre 1870 :

	Avant la prise d'eau à Hambourg et non filtrée.	Eau filtrée de la ville de Hambourg.	Eau de la rivière en amont de Magdebourg.
	Grammes.	Grammes.	Grammes.
Résidu salin	0,270	0,225	0,260
Matière organique.	0,1745	0,0800	0,0345
Acide nitrique. . .	0,traces	»	0,0014
Chlore	0,0297	0,0185	0,0383
Acide sulfurique. .	0,0240	0,0275	0,0480
Chaux	0,067	0,0504	0,0560
Magnésie	0,0073	0,0073	0,0160
Dureté	0,077	0,061	0,0780

Ces trois espèces d'eaux ont été puisées à peu près en même temps.

On voit d'après ces résultats que la filtration a une certaine influence, mais elle est loin de suffire pour répondre aux conditions exigées d'une bonne eau potable. L'eau filtrée contient surtout encore une trop grande quantité de matière organique. Mais la principale objection qu'on peut faire à l'emploi de l'eau de rivière même filtrée comme eau potable consiste en ce qu'elle n'a pas de température constante, et qu'elle est soumise à des altérations variées dues aux matières surtout organiques qu'y déversent les affluents et qui d'un moment à l'autre peuvent devenir dangereuses.

La commission des eaux de Vienne ne fait pas mention du rapport qui doit exister entre la quantité d'acide carbonique et les éléments dissous dans l'eau ; aussi cette détermination est-elle superflue dans les cas ordinaires, par la raison qu'on ne s'occupe pas ici de sources gazeuses et que les eaux de rivière ne sont généralement pas considérées comme eaux potables.

Nous allons terminer ces considérations par un tableau

comparatif donnant la composition d'eaux très-impures et d'eaux potables de bonne qualité :

	Fontaine de l'école communale de Leipzig.	Source de Lichtenhain.	Source de Silésie.
	Grammes.	Grammes.	Grammes.
Résidu salin	2,538	0,234	0,095
Matière organique.	0.318	0,016	0,027
Chlore	0,208	0,0025	0,0016
Acide sulfurique. .	0,359	0,0089	0,0040
— phosphorique.	0,223	?	?
Chaux	0,243	0,0795	0,0123
Magnésie	0.589	0.0130	0,0025
Potasse	0,172	0,0050	0.0040
Soude	0,239	0,0022	0,0095
Acide azotique. . .	0,115	?	0

Presque toujours quand on a signalé l'existence d'infiltrations par la présence d'acide nitrique ou de matière organique, on a constaté en même temps une augmentation simultanée des sels solubles, tels que sulfates, chlorures, etc. Seulement la réciproque n'est pas toujours vraie, c'est-à-dire la conclusion à la présence de matière organique, par suite de l'augmentation des sulfates et des chlorures, qui peut être due à des raisons géologiques.

D'après les considérations qui précèdent, les essais d'eau, tant au point de vue hygiénique qu'au point de vue de l'industrie, doivent être fondés sur les principes suivants :

Dans le choix de l'eau à analyser on doit se laisser guider : 1º par la configuration géologique de la contrée; 2º par les renseignements acquis au point de vue hygiénique, surtout quand il s'agit par exemple de fontaines non à l'abri d'infiltrations, et 3º par l'emploi de l'eau dans l'industrie (comme dans la fabrication de la bière).

A ce point de vue les éléments importants de l'eau à examiner seraient : les acides carbonique, chlorhydrique, sulfurique, nitrique, silicique, phosphorique.

Les bases : potasse, soude, ammoniaque, chaux, magnésie,

protoxyde de fer et de manganèse, l'alumine, et enfin la matière organique.

Un dosage complet de tous ces éléments n'est que rarement nécessaire dans des cas tout à fait particuliers.

S'il n'y a pas de raisons spéciales, on peut se contenter de la détermination du résidu salin et de l'analyse qualitative des autres éléments, surtout quand il s'agit de sources avoisinantes situées dans des conditions analogues.

Dans les recherches même plus approfondies on peut néanmoins négliger les acides carbonique, silicique, phosphorique et les oxydes de potassium, de sodium, de protoxyde de fer et de manganèse, de même que l'alumine; ces trois dernières bases pouvant au besoin être déterminées en même temps que les acides phosphorique et silicique. La séparation de la potasse et de la soude n'a de l'importance ni au point de vue de l'hygiène ni au point de vue de l'industrie, et leur quantité peut être évaluée d'après celle du chlore dans les cas ordinaires.

Quant à l'ammoniaque, on ne doit la rechercher qualitativement et quantitativement que pour des raisons particulières.

Sans compter l'examen qualificatif et la détermination du résidu salin, la recherche de l'acide nitrique et de la matière organique est d'une importance décisive pour l'appréciation de l'eau. Si ces essais donnent des résultats favorables, on peut négliger les recherches ultérieures, surtout pour des eaux de même formation. L'eau peut être regardée comme de bonne qualité au point de vue hygiénique. Dans le cas contraire, il est indispensable non-seulement de rechercher l'acide nitrique, mais de le doser, et les recherches ultérieures à faire dépendent des circonstances particulières qui pourront se présenter.

La recherche de la dureté a de l'importance surtout dans l'industrie, mais peut facilement être remplacée par la détermination des autres éléments.

Comme limites fixés pour qu'une eau soit de bonne qua-

lité nous pouvons provisoirement admettre les nombres
suivants :

		Grammes.
Résidu salin	pour 1 litre	0,10 à 0,50
Chaux avec magnésie	—	0,18
Acide nitrique	—	0,004
Matière organique	—	0,01 à 0,05
Chlore	—	0,002 à 0,008
Acide sulfurique	—	0,002 à 0,063

§ 8. — SOURCE ET FORMATION GÉOLOGIQUE.

Les essais chimiques de l'eau tels que nous les avons décrits
ici furent provoqués d'abord par les exigences de l'hygiène
quand il fut reconnu que l'eau renfermant en solution certains éléments en quantité anormale, pouvait dans certaines
conditions devenir absolument nuisible à la santé. Les recherches qui furent faites dans ce sens conduisirent à certains
nombres limites dont nous avons discuté la valeur.

Ces limites ont cependant une double signification en ce que
d'abord une eau, dont les éléments dépassent en quantité ces
nombres, doit être reconnue comme mauvaise, et que récipro-
quement elle doit être reconnue comme de bonne qualité quand
ces éléments restent en deçà. Il est donc reconnu aujourd'hui
comme de la plus grande importance, quand on a affaire à une
eau de mauvaise qualité, de rechercher si dans la localité on
n'en peut pas découvrir une de bonne qualité. Ceci nous conduit naturellement à examiner l'origine des sources et la
production de quantités anormales de matière organique,
acide azotique, etc.

Sans parler des cas particuliers, comme des sources salines,
des sources minérales qui renferment une forte proportion de
sels, de fer, d'acide carbonique, etc., quoique leur composition
doive aussi être en rapport avec celle de la formation géologique qui les produit, il est certain que pour les sources pures
les éléments qui s'y trouvent en solution peuvent toujours

être dérivés des substances qui composent les roches auxquelles elles doivent leur origine.

En faisant ainsi une étude simultanée et continue de la composition des eaux et de celle des roches qui leur donnent naissance, on arriverait certainement à des résultats intéressants, et on verrait par exemple quels sont les éléments des roches le plus facilement attaquables par les eaux, etc. Je me contente d'indiquer cette étude très-importante à faire au point de vue de la science.

Dans le choix et l'appréciation d'une eau de source comme eau potable, on est généralement très-limité dans une contrée. Il est par exemple impossible ou trop dispendieux de se procurer une autre eau que celle que peut fournir la formation calcaire avoisinante. La question se réduit donc à trouver une source pure dans cette formation géologique qui donne facilement naissance à des sources gypseuses, salines, etc. Il est évident que ces questions se présentent pour toutes les recherches de sources dans n'importe quelle formation géologique, et les solutions n'en peuvent être données que par de nombreuses recherches chimiques aux points de vue que nous avons indiqués.

Les résultats suivants indiquent la différence de composition des eaux suivant leur origine.

	Formation granitique.	Grès bigarré.	Muschel-kalk.	Dolomite.	Gypse.	Nombres limites.
	gr.	gr.	gr.	gr.	gr.	gr.
Résidu salin. .	0,0244	0,125-0,225	0,325	0,418	2,365	0,50
Matière orga-nique	0,0157	0,0138	0,0090	0,0053	traces	0,05
Acide nitrique	0	0-0,0098	0,00021	0,0023	traces	0,004
Chlore	0,0033	0,0042	0,0037	traces	0,0161	0,002-0,008
Acide sulfuri-que.	0,0039	0,0088	0,0137	traces-0,034	1,1083	0,002-0,063
Chaux	0,0097	0,0730	0.129	0,14	0,766	»
Magnésie. . . .	0,0025	0.0480	0,029	0,065	0,1225	»
Dureté	0,0127	0,1396	0,1695	0,231	0,9275	0,18

Jusqu'ici j'ai eu l'occasion d'analyser un grand nombre de

sources de la formation calcaire qui, comme eaux dures, eaux calcaires, ont certainement aussi leur intérêt, et les nombres consignés plus haut sont des moyennes de très-nombreux essais. Les sources du grès bigarré varieront beaucoup avec la nature du ciment, et surtout suivant qu'il se laisse plus ou moins facilement attaquer par l'eau.

S'il s'agit donc d'apprécier une eau au point de vue hygiénique, il sera nécessaire, pour faire bien ressortir sa composition, de bien montrer quelle est la composition d'une eau de source pure de la localité. Pour cela il suffit ordinairement d'essayer l'eau d'une fontaine jaillissante dont le captage a été reconnu encore en bon état. En effet, cette eau, ayant sa source à un point beaucoup plus éloigné, a pu se débarrasser dans son parcours rapide des impuretés qui auraient pu s'y mêler.

§ 9. — SOURCE ET CONDUITE.

L'appréciation de l'état de la source et de la conduite d'eau telle qu'on la comprend aujourd'hui relève aussi de l'examen chimique, tandis qu'autrefois une simple inspection des conduits devait suffire. De nombreux essais chimiques et des observations continues peuvent déterminer seuls les changements que peut subir une eau dans sa composition en passant par des conduits plus ou moins longs; et notre principal but en écrivant ces lignes est d'encourager ces recherches. La comparaison de la composition de l'eau des fleuves et de celle des sources nous montre le plus simplement l'élimination de la chaux et de la magnésie uniquement par la perte de l'acide carbonique. Seulement pour les fleuves il y a une série de causes qui agissent simultanément : par exemple les parties terreuses absorbantes des bords et du lit de la rivière, les plantes avides d'acide carbonique et de matières minérales, etc., causes qui ne doivent nullement exister dans de bons conduits d'eau.

Voici les résultats comparatifs entre la composition de l'eau de l'Elbe à Magdebourg et celle d'une source à Iéna :

	Résidu salin.	Matière organique.	Acide nitrique.	Chlore.	Acide sulfurique.	Chaux.	Magnésie.	Dureté.
	gr.	gr.	gr.	gr.	gr.	gr.	gr.	gr.
Source d'Iéna	0,325	0,009	0,00021	0,0037	0,0137	0,129	0,029	0,1694
Elbe à Magdebourg	0,260	0,0345	0,0014	0,0383	0,048	0,056	0,016	0,0780

On a choisi à dessein pour terme de comparaison une source relativement dure. L'élimination de la chaux et de la magnésie, de même que l'augmentation des chlorures, des sulfates, de la matière organique, est évidente; seulement les affluents pour de grandes masses d'eaux sont de nature si variée, qu'une comparaison de ce genre est toujours incomplète.

Les sels de fer se décomposent généralement encore plus facilement, de sorte que des sources ferrugineuses à leur origine peuvent très-bien, en sortant du conduit, ne plus renfermer de fer. En dehors du fer, de la chaux et de la magnésie, les éléments se conservent bien en solution, quand les conduits sont bons, même quand ils sont d'une certaine étendue, comme le prouvent les résultats suivants :

I.

	Résidu salin.	Matière organique.	Acide azotique.	Chlore.	Acide sulfurique.	Chaux.	Magnésie.	Dureté.
	gr.	gr.	gr.		gr.	gr.	gr.	gr.
Eau puisée à la source au printemps	0,445	0,008	0,0020	traces	0,012	0,095	0,073	0,197
Eau de la conduite à une distance de 1 lieue de la source en été . .	0,4525	0,005	0,00135	traces	0,017	0,117	0,073	0,219

II.

	Résidu salin.	Matière organique.	Acide azotique.	Chlore.	Acide sulfurique.	Chaux.	Magnésie.	Dureté.
Sources examinées au printemps. { a.	0,445	0,008	0,002	traces	0,012	0,095	0,073	0,197
} b.	0,4025	0,010	0,0011	»	0,010	0,126	0,058	0,207
Conduite correspondante	0,420	0,005	traces	traces	0,014	0,118	0,073	0,220

On ne peut demander une concordance parfaite, surtout parce que l'examen de l'eau de la source et des fontaines n'a pas eu lieu dans la même saison; les dernières montrent dans les deux exemples un peu plus d'acide sulfurique et une dureté un peu plus forte, mais les différences sont si insignifiantes qu'il est impossible de ne pas reconnaitre que les deux eaux ont la même origine, et que les conduits sont dans un bon état de conservation.

Voici maintenant les résultats obtenus pour deux épreuves dans lesquelles l'eau a été puisée en même temps à la source et au sortir du conduit à une distance d'une lieue :

I.

	Résidu salin.	Matière organique.	Acide azotique.	Chlore.	Acide sulfurique.	Chaux.	Magnésie.	Dureté.
	gr.	gr.				gr.	gr.	gr.
Sources a.	0,410	0,0037	0	traces	traces	0,146	0,062	0,232
b.	0,405	0,0111	0	»	»	0,143	0,055	0,219
Conduite. . . .	0,410	0,0037	0	»	»	0,146	0,049	0,214

II.

Source	0,360	0,0093	0	traces	traces	0,146	0,065	0,232
Conduite. . . .	0,360	0,0093	0	traces	traces	0,146	0,058	0,221

Dans les deux cas il y a élimination d'un peu de magnésie, mais pour les autres éléments il y a concordance telle qu'on ne peut mettre en doute la pureté de l'eau qui sort du conduit.

Voici maintenant un exemple donnant des résultats moins satisfaisants :

	Résidu salin.	Matière organique.	Acide azotique.	Chlore.	Acide sulfurique.	Chaux.	Magnésie.	Dureté.
	gr.	gr.	gr.		gr.	gr.	gr.	gr.
Source	0,4025	0,01	0,0011	traces	0,010	0,126	0,058	0,207
Conduit à une lieue de distance	0,4475	0,12	0,0068	traces	0,019	0,123	0,062	0,208

L'examen de l'eau du conduit se fit bien dans une autre saison, mais l'augmentation de la matière organique en même temps que de l'acide nitrique et un peu de l'acide sulfurique mirent sur la voie de la défectuosité des conduits, à laquelle on put remédier aussitôt.

§ 10. — SOURCE ET CAPTAGE.

De deux sources jaillissant dans une prairie à la distance l'une de l'autre de 20 à 40 pieds, l'une a un captage ordinaire en maçonnerie et est couverte ; l'autre, au contraire, n'est pas captée, est ouverte et remplie de plantes, de grenouilles, etc.

Voici les résultats de l'analyse de leurs eaux :

	Résidu salin.	Matière organique.	Acide azotique.	Chlore.	Acide sulfurique.	Chaux.	Magnésie.	Dureté.
	gr.	gr.	gr.		gr.	gr.	gr.	gr.
Source captée.	0,4375	0,008	0,004	traces	0,021	0,143	0,058	0,224
Source non captée.	0,4525	0,090	0,008	traces	0,0275	0,151	0,056	0,230

Les résultats obtenus prouvent d'une manière évidente l'utilité du captage.

Une autre source dans le voisinage d'un village n'était plus utilisée depuis des années, et elle était couverte de feuillages et remplie de bêtes de toutes sortes. Elle donna à l'analyse les résultats suivants :

Résidu salin.	Matière organique.	Acide azotique.	Chlore.	Acide sulfurique.	Chaux.	Magnésie.	Dureté.
gr.	gr.				gr.	gr.	gr.
0,5125	0,219	traces	traces	traces	0,146	0,036	0,196

Tandis que l'eau en elle-même est pure et relativement légère eu égard à son origine dans la formation calcaire, la quantité de matière organique a augmenté d'une manière considérable, ce qui prouve bien qu'elle a été altérée par des circonstances locales. A côté de la matière organique on trouve des traces d'hydrogène sulfuré dont on explique facilement l'origine.

§ 11. — SOURCES JAILLISSANTES ET FONTAINES A POMPE.

Sans tenir compte des résultats donnés par l'analyse chimique, on peut dire que les sources courantes sont exposées beaucoup moins aux effets fâcheux produits par les infiltrations dès terrains avoisinants rien que par le mouvement continu de l'eau qui s'écoule. Si de plus on choisit des sources dans des endroits où elles ne sont pas exposées aux infiltrations de toute sorte provenant du voisinage des habitations, ou si on les garantit par un captage convenable, on obtient une source aussi pure que possible pour une formation géologique donnée.

L'eau dormante des fontaines à pompe ou des puits sans écoulement reçoit et retient toutes les impuretés du voisinage, et en vidant fréquemment ces puits on ne fait que rendre l'eau plus propre à dissoudre les parties solubles du terrain environnant sans remédier au mal.

Dans un village se trouve une source courante très-abondante à 200 ou 400 pas, et à une altitude un peu plus grande se trouve une deuxième source qui a été transformée en fontaine à pompe ; enfin non loin de là on a construit tout nouvellement une autre fontaine dormante. Voici les résultats obtenus pour ces trois espèces d'eau :

	Résidu salin.	Matière organique.	Acide azotique.	Chlore.	Acide sulfurique.	Chaux.	Magnésie.	Dureté.
	gr.		gr.			gr.	gr.	gr.
Source courante..	0,4700	traces	0,00068	traces	traces	0,126	0,0545	0,202
Source transformée en fontaine dormante.......	0,5880	traces	0,0295	Réaction sensible.	traces	0,157	0,0650	0,248
Fontaine à pompe nouvellement construite.....	0,5100	traces	0,0240	traces	traces	0,146	0,0580	0,227

Les degrés de dureté des eaux de source pures de cette contrée (Iéna) donnent pour moyenne de nombreux essais $0^{gr},215$ à $0^{gr},230$. L'eau des fontaines jaillissantes est un peu plus légère, mais celle des fontaines dormantes a une dureté qui dépasse cette moyenne. L'influence de l'entourage se montre déjà par le résidu salin qui pour les deux fontaines dormantes dépasse la limite $0^{gr},50$, mais surtout pour l'acide azotique dont, pour plus de certitude, on a répété les expériences qui ont concordé avec les premières. La dernière fontaine dont il est question était nouvellement construite et dans une roche calcaire, seulement elle se trouve dans le voisinage du cimetière.

Tandis qu'autrefois il n'y a jamais eu d'épidémies dans ce village, un cas de typhus importé accidentellement a répandu cette maladie dans toutes les demeures environnant cette source transformée en fontaine dormante, et, d'après les renseignements recueillis, toutes les personnes atteintes n'ont fait usage que de cette eau.

Au-dessus des domaines L*** se trouve une source très-abondante, dont le conduit fut souvent interrompu, ce qui décida le fermier à faire creuser une fontaine profondément dans le rocher calcaire. Voici les résultats de l'analyse de ces deux eaux :

	Résidu salin.	Matière organique.	Acide nitrique.	Chlore.	Acide sulfurique.	Chaux.	Magnésie.	Dureté.
	gr.	gr.				gr.	gr.	gr.
Source jaillissante.	0,497	0,0035	traces	traces	traces	0,140	0,073	0,242
Fontaine à pompe.	0,615	0,0053	0,0216	traces	traces	0,137	0,058	0,219

Quoique la fontaine ait une eau beaucoup plus légère, elle renferme néanmoins beaucoup plus de nitrates et un résidu salin plus considérable. La source avec un bon captage donnerait probablement une eau encore plus pure.

Pour apprécier ces faits, les nombres limites ne suffisent pas seuls ; pour déterminer ces influences fâcheuses, il faut faire des essais comparatifs avec des sources pures du voisinage. Quoique dans les exemples précédents la quantité de résidu salin et d'acide nitrique dépasse considérablement la limite, les formations géologiques exercent une si grande influence sur la composition de l'eau qu'il faut toujours en tenir compte.

En A***, par mesure d'hygiène, on ordonna l'examen de différentes fontaines dormantes, et, pour avoir un terme de comparaison, on analysa l'eau d'une fontaine jaillissante située dans le voisinage. La source a son origine dans une

roche de dolomie, mais l'état des conduits laissait à désirer.
Voici les résultats obtenus :

	Résidu salin.	Matière organique.	Acide nitrique.	Chlore.	Acide sulfurique.	Chaux.	Magnésie.	Dureté.
	gr.	gr.	gr.	gr.	gr.	gr.	gr.	gr.
Fontaine jaillissante.	0,460	traces	0,00375	0,0049	0,024	0,104	0,105	0,251
Fontaine à pompe. .	0,850	0,0109	0,014	0,0430	0,144	0,185	0,147	0,353

La fontaine jaillissante contient plus de magnésie qu'à l'ordinaire, et possède par suite une dureté supérieure; en dehors de cela l'eau n'est pas très-impure.

La fontaine dormante était nouvellement creusée dans une partie de la ville un peu plus basse, mais encore assez élevée, dans la persuasion qu'une fontaine nouvellement construite donne toujours de l'eau de bonne qualité. Les résultats de l'analyse montrent combien cette opinion est erronée.

Des fontaines dormantes creusées dans le fond d'une vallée, au milieu de districts dans lesquels régnait une violente épidémie de choléra quelques années avant, ont donné les résultats suivants :

	Résidu salin.	Matière organique.	Acide nitrique.	Chlore.	Acide sulfurique.	Chaux.	Magnésie.	Dureté.
	gr.	gr.	gr.	gr.	gr.	gr.	gr.	gr.
Fontaine dormante du fond de la vallée........	3,460	0,0527	0,6075	0,489	0,615	0,470	0,2525	0,824
Fontaine dormante de W''''......	2,5875	0,0400	0,4120	0,345	0,335	0,289	0,1820	0,544
Fontaine dormante de E''''........	2,0100	0,0396	0,2592	0,2474	0,361	0,378	0,676	0,473
Fontaine dormante à Dresde	1,7225	0,0807	0,2565	0,0890	0,255	0,186	0,650	0,277

Ces quelques exemples suffiront pour prouver quelles influences peuvent exercer sur les eaux des fontaines dormantes les infiltrations des terrains environnants; et la comparaison avec les sources pures du voisinage démontre facilement quels avantages on peut retirer, au point de vue hygiénique, en dirigeant dans les lieux habités les sources au moyen de conduits et en rétablissant ainsi les fontaines jaillissantes.

Quand bien même les quantités des éléments sur lesquels on se guide pour l'appréciation de l'eau ne s'élèvent d'une manière aussi forte que dans les exemples précédents, une augmentation même faible prouve déjà qu'il y a eu infiltration et montre ce qu'on peut obtenir d'une source naturellement pure.

Vu l'importance du sujet, nous allons citer encore un exemple. Dans un village, près de W***, les habitants, pour leur commodité personnelle, avaient fait construire dans les cours de leurs habitations des fontaines à pompe, tandis qu'au commencement du village existait une source abondante, suffisante pour l'alimentation de tout le monde. Cette dernière était complétement abandonnée, recouverte de feuillage, et à côté d'elle on a construit un réservoir en maçonnerie pour avoir une grande quantité d'eau toute prête en cas d'incendie. Voici les résultats que donna l'analyse pour ces deux espèces d'eau et une troisième provenant d'une source pure du voisinage :

	Résidu salin.	Matière organique.	AzO^5	Chlore.	So^3	CaO	MgO	Dureté.
	gr.	gr.	gr.	gr.	gr.	gr.	gr.	gr.
Source abandonnée	0,5125	0,2190	traces	traces	traces	0,146	0,035	0,196
Fontaine à pompe.	1,4625	0,0235	0,135	0,171	0,1168	0,2296	0,069	0,3262
Source pure des environs.	0,4350	0,0150	0,0025	traces	0,015	0,1240	0,065	0,215

Dans la source abandonnée et recouverte de feuillage on voit de suite la grande élévation de la quantité de matière organique; il n'y avait pas d'ammoniaque, mais on voit, en comparant sa composition avec celle de la source pure, combien elle-même devait être pure autrefois. La chaux et la magnésie y existent en plus petite quantité, parce que ces bases ont été éliminées en partie en se combinant avec la matière organique.

La propreté, un bon captage et un bon entretien d'une source donneront toujours une eau de bonne qualité.

Les résultats obtenus montrent quelle différence de composition présente la fontaine dormante du village, pourtant la plus employée, avec celle de la source pure située à quelques centaines de pas et ayant son origine dans la même formation.

Disposition la plus favorable des fontaines à pompe.

Il est bien inutile de citer un plus grand nombre de résultats d'analyse; chaque comparaison d'une eau dormante avec une eau de source vive montre que l'eau des fontaines à pompe est tellement exposée aux infiltrations des terrains environnants qu'il se forme, pour ainsi dire, au fond de ces fontaines un foyer contenant toutes les matières solubles du terrain. La conclusion, toute simple qu'elle est, de faire disparaître toutes les fontaines dormantes rencontre cependant dans son exécution de grandes difficultés dans certaines localités.

Dans tout cela on ne devrait pas tenir compte des frais, par la raison que par un concours général de la localité, du pays, on peut écarter cette difficulté surtout sachant qu'une bonne eau potable est une des choses les plus indispensables de la vie. Cependant il se trouve encore assez souvent des localités pour lesquelles par leur position, leur altitude, leur isolement, il est impossible de faire arriver de l'eau de source, et alors les habitants sont réduits à faire usage de fontaines à pompe.

Il est dans ce cas d'autant plus indispensable d'éloigner de ces fontaines toutes impuretés, toutes infiltrations, et sous ce rapport, à mon avis, il existe généralement encore bien des imperfections auxquelles on pourrait facilement remédier. On ne peut donc assez recommander aux autorités compétentes d'examiner ces défectuosités et de les faire disparaître.

Tout autour des fontaines il faut établir des canaux d'écoulement, pour empêcher toute infiltration, et il est bon pour cela d'élever le mur qui entoure la fontaine de un à deux pieds au-dessus du niveau du sol. De plus, le captage doit être fait de manière à ce que la fontaine soit complétement isolée des couches poreuses de la terre; le mur d'enceinte doit reposer sur la roche même et être fait avec un bon ciment hydraulique, pour rendre impossible toute communication de la source avec les terrains avoisinants.

Déjà maintenant on a des preuves qu'en construisant convenablement les fontaines à pompe, et en éloignant toute infiltration extérieure, on obtenait de l'eau beaucoup plus pure et surtout plus saine.

Une fontaine qui était pendant quelque temps un foyer d'infection pour la fièvre typhoïde donna, après la réparation et une disposition convenable, une eau relativement très-bonne au point de vue hygiénique.

CHAPITRE III.

VARIATIONS

La qualité exigée avec tant de raison d'une eau potable,
d'avoir autant que possible une composition constante, conduit à rechercher à quelles oscillations dans la quantité des
éléments sont exposées les eaux des sources, des fontaines
jaillissantes et dormantes, et aussi des fleuves.

Pour l'étude de cette question nous avons choisi :

1° *L'eau de la conduite d'Iéna*, qui prend sa source dans
une formation calcaire à une demi-lieue environ à l'ouest de
la ville.

La puissance de cette source ou de ces sources est tellement
grande, qu'à une distance de quelques centaines de pas elle fait
marcher des moulins. Quoiqu'on ne puisse méconnaître sur elle
l'influence des saisons pluvieuses et de sécheresse, il y a de
puissants torrents d'eau qui doivent provenir d'une grande
étendue de la formation géologique et par suite se trouver
dans les mêmes conditions. Malgré cela un affluent considérable, produit par des fortes pluies continues, n'est pas sans
influence sur cette eau ; elle devient trouble, mais le trouble
disparaît au bout de quelques jours. Ce phénomène, tout pas-

sager qu'il est, doit être signalé et s'explique facilement par l'existence des nombreuses crevasses existant dans les roches calcaires.

2° *L'eau d'une fontaine dormante* construite il y a quelques années dans un jardin du faubourg de Zwätzen.

La fontaine se trouve dans la vallée de la Saale, mais éloignée de cette rivière de quelques centaines de pas. Dans les environs de cette fontaine il s'est présenté à différentes reprises des cas de typhus, sans que toutefois on puisse les ramener sûrement à l'usage qu'on a fait de cette eau.

3° *L'eau de la Saale* (rivière).

Le dosage des éléments qui ont de l'intérêt au point de vue hygiénique se fit à un mois d'intervalle, et l'eau de la conduite d'eau fut prise immédiatement à la source jaillissant du rocher au point où elle entre dans les conduits.

I. Eau de la conduite d'eau d'Iéna (1872-1873).

A. *Source du Mühlthal.*

1872	Résidu salin.	Matière organique.	NO^5	Chlore.	SO^3	CO^2	CaO	MgO	Dureté.
29 juin ..	0,384	0,0054	0,0011	0,0052	0,0144	0,2774	0,1350	0,0353	0,1844
30 juillet .	0,379	0,0054	0,0016	0,0057	0.0272	0,2656	0,1344	0,0313	0,1832
27 août ..	0,385	0,0035	traces	traces	0,0234	0,2713	0,1403	0,0315	0,1844
2 octobre .	0,409	0,0037	»	»	0,0230	0,2667	0,1345	0,0360	0,1849
3 nov. ..	0,470	0,0126	»	»	traces	0,3534	0,1305	0,0317	0,1748
4 déc. ..	0,355	0,0054	0,0027	0,0064	0,0148	0,3244	0,1036	0,0270	0,1414
1873									
1ᵉʳ janv...	0,350	?	0,0022	0,0064	0.0130	?	0,1122	0,0227	0,1440
1ᵉʳ févr...	0,350	0.0018	0,0054	0,0080	0.0268	0,3171	0,1400	0.0234	0,1728
28 févr...	0,360	0,0079	0,0032	0,0064	0,0268	0.3107	0,1439	0,0227	0,1737
1ᵉʳ avril .	0,345	0.0018	0.0016	0,0115	0,0103	0,1848	0,1475	0,0196	0,1749
3 mai ...	0,295	0,0111	0.0028	0.0106	0.0137	0,1809	0,1232	0,0091	0,1359
26 mai ..	0,350	0,0016	0,0016	0.0089	0,0172	0,3643	0,1288	0,0196	0,1562

Pour contrôler les résultats obtenus et étudier en même temps l'influence des tuyaux de conduite, on a examiné le

jour même l'eau de l'une des fontaines jaillissantes de la ville,
et on a choisi pour cela une fontaine de la cour de l'institu-
tion agronomique du grand-duché de Weimar. Les tuyaux
en dehors de la ville sont en bois, à une distance d'une demi-
lieue environ ; dans la ville même, surtout dans les embran-
chements, ils sont en fer.

B. *Eau de la fontaine jaillissante de la ville.*

1872	Résidu salin.	Matière organique.	No^5	Chlore	So^3	Co^2	CaO	MgO	Dureté.
29 juin . .	0,392	0,0089	0,0016	0,0054	0.0158	0,2780	0,1400	0,0295	0,1813
30 juillet .	0,393	0,0079	0,0016	0,0069	0,0274	0,2881	0,1400	0,0305	0,1828
27 août . .	0,399	0,0080	traces	traces	0,0244	0,2850	0,1456	0,0290	0,1862
2 oct. . . .	0,394	0,0066	»	»	0,0223	0,2543	0,1400	0,0328	0,1859
3 nov.. . .	0,475	0,0107	»	»	traces	0,3269	0,1322	0,0324	0,1775
4 déc.. . .	0,360	0,0054	0,0011	0,0064	0,0129	0,3316	0,1064	0,0252	0,1414
1873									
1er janv.. .	0,353	0,0071	0,0022	0,0064	0,0117	0,2992	0,1165	0,0216	0,1467
1er févr. . .	0,400	0,0105	0,0054	0,0088	0,0233	0,3267	0,1344	0,0234	0,1671
28 févr. . .	0,356	0,0089	0,0054	0,0064	0,0274	0,2228	0,1404	0,0220	0,1712
1er avril. .	0,355	0,0055	0,0016	0,0106	0,0103	0,1387	0,1456	0,0160	0,1680
3 mai . . .	0,305	0,0148	0,0038	0,0190	0,0137	0,1738	0,1204	0,0090	0,1330
26 mai . .	0,340	0,0031	0,0032	0,0091	0,0154	0,3041	0,1260	0,0324	0,1741

On a pris en même temps les températures de l'eau à la
source et à la sortie des tuyaux, et voici les résultats obtenus :

	29 juin.	30 juillet.	27 août.	2 octobre.	3 novembre.	4 déc.
Température de l'air.	20°,8	16°,6	20°,0	18°,4	?	2°,4
» de l'eau à la source. .	10°,4	10°,6	10°,8	10°,45	10°,6	10°,2
» de l'eau à la sortie des tuyaux. .	14°,0	15°,5	14°,5	12°,0	10°,6	10°,8

	1er janvier.	1er février.	28 février.	1er avril.	3 mai.	26 mai.
Température de l'air.	5°,1	3°,4	8°,0	14°,5	14°,4	15°,1
» de l'eau à la source. .	10°,2	?	10°,4	10°,3	10°,0	9°,5
» de l'eau à la sortie des tuyaux. .	6°,0	5°,7	5°,6	8°,9	8°,7	8°,8

Les derniers résultats ont une grande importance, en ce
qu'ils prouvent que la température de la source à son ori-

gine ne varie pour ainsi dire pas, et que les oscillations ne s'étendent pas au delà de fractions de degré : c'est là ce qu'il faut demander à chaque source permanente bien captée. La plus basse température 9°,5 fut observée au mois de mai, et la plus haute 10°,8 le 27 août ; le plus grand écart est donc de 1°,3, la température moyenne de 10°, et c'est là la température généralement observée dans les puissantes sources de notre contrée.

Dans la ville la conduite est interrompue, et l'eau se rend dans une espèce d'auge de laquelle elle s'écoule ensuite dans les différents conduits de la ville. Quoique cette interruption dans la conduite ne soit pas sans influence sur la température de l'eau, elle ne peut cependant expliquer seule une aussi grande différence entre celle de la source et celle de la fontaine. La plus basse température de l'eau de la fontaine 5°,6 fut observée le 28 février avec une température extérieure de 8°, et sa plus haute 15°,5 eut lieu le 30 juillet, par conséquent un écart de 10°. Ces oscillations correspondent bien avec celles des saisons, mais elles font conclure en même temps à une élévation trop considérable de la conduite d'eau. Aussi la conséquence en est qu'en été on ne peut avoir d'eau fraîche, et qu'en hiver elle est tellement froide qu'on n'ose presque pas en boire.

Pour mettre à même d'apprécier les deux espèces d'eau, nous allons comparer les résultats obtenus pour chacun des éléments de la source et de la fontaine.

A. *Source de Mühlthal.* — **B.** *Eau de la fontaine.*

29 juin 1872.

	Résidu salin.	Matière organique.	No^5	Chlore.	So^3	Co^2	CaO	MgO	Dureté.
A.	0,384	0,0054	0,0011	0,0052	0,0144	0,2774	0,1350	0,0353	0,1844
B.	0,392	0,0089	0,0016	0,0054	0,0158	0 2779	0,1400	0,0295	0,1813

30 juillet.

	Résidu salin.	Matière organique.	No^5	Chlore.	So^3	Co^2	CaO	MgO	Dureté.
A.	0,379	0,0054	0,0016	0,0057	0,0272	0,2656	0,1344	0,0313	0,1832
B.	0,393	'0,0079	0,0016	0,0069	0,0274	0,2881	0,1400	0,0306	0,1828

27 août.

	Résidu salin.	Matière organique.	No³	Chlore.	So³	Co²	CaO	MgO	Dureté.
A.	0,385	0,0065	traces	traces	0,0234	0,2713	0,1403	0.0315	0,1844
B.	0,399	0,0081	»	»	0,0244	0,2850	0,1456	0.0290	0,1852

2 octobre.

	Résidu salin.	Matière organique.	No³	Chlore.	So³	Co²	CaO	MgO	Dureté.
A.	0,409	0,0037	»	»	0,0230	0,2667	0,1345	0,0360	0,1849
B.	0,394	0,0066	»	»	0,0223	0,2543	0,1400	0,0328	0,1859

3 novembre.

	Résidu salin.	Matière organique.	No³	Chlore.	So³	Co²	CaO	MgO	Dureté.
A.	0,470	0,0126	»	»	traces	0,3534	0,1305	0,0317	0,1748
B.	0,475	0,0107	0,0032	»	»	0,3269	0,1324	0,0324	0,1775

4 décembre.

	Résidu salin.	Matière organique.	No³	Chlore.	So³	Co²	CaO	MgO	Dureté.
A.	0,355	0,0054	0,0027	0,0064	0,0148	0,3244	0,1036	0,0270	0,1414
B.	0,360	0,0054	0,0011	0,0064	0,0130	0,3316	0,1064	0,0252	0,1414

1ᵉʳ janvier 1873.

	Résidu salin.	Matière organique.	No³	Chlore.	So³	Co²	CaO	MgO	Dureté.
A.	0,350	?	0,0022	0,0064	0,0130	?	0,1122	0,0227	0,1440
B.	0,353	0,0071	0,0022	0,0064	0,0117	0,2992	0,1165	0,0216	0,1467

1ᵉʳ février.

	Résidu salin.	Matière organique.	No³	Chlore.	So³	Co²	CaO	MgO	Dureté.
A.	0,350	0,0018	0,0054	0,0080	0,0268	0.3171	0,1400	0,0234	0,1728
B.	0,356	0,0105	0,0054	0.0088	0,0233	0.3267	0,1344	0,0234	0,1671

28 février.

	Résidu salin.	Matière organique.	No³	Chlore.	So³	Co²	CaO	MgO	Dureté.
A.	0,360	0,0079	0,0032	0,0064	0,0268	0,3107	0,1439	0,0227	0,1737
B.	0,356	0,0089	0,0054	0,0064	0,0274	0,2728	0,1404	0,0220	0,1712

1ᵉʳ avril.

	Résidu salin.	Matière organique.	No³	Chlore.	So³	Co²	CaO	MgO	Dureté.
A.	0,345	0,0018	0,0016	0,0115	0,0103	0,1848	0,1475	0,0196	0,1749
B.	0,355	0,0056	0,0016	0,0106	0,0103	0,1387	0,1456	0,0160	0,1680

3 mai.

	Résidu salin.	Matière organique.	No³	Chlore.	So³	Co²	CaO	MgO	Dureté.
A.	0,295	0,0295	0,0078	0,0106	0,0137	0,1809	0,1232	0,0091	0,1359
B.	0,305	0,0305	0,0038	0,0190	0,0137	0,1738	0,1204	0,0090	0,1330

26 mai.

	Résidu salin.	Matière organique.	No³	Chlore.	So³	Co²	CaO	MgO	Dureté.
A.	0,350	0,0350	0,0016	0,0089	0,0172	0,3643	0,1288	0,0196	0,1562
B.	0,340	0,0340	0,0032	0,0098	0,0154	0,3041	0,1360	0,0324	0,1714

Les différences qu'on constate dans l'analyse des deux espèces d'eau peuvent être considérées comme insignifiantes et prouvent qu'elles ont même origine. Très-souvent des oscillations dans la composition de la source se trouvent confirmées par celles de la fontaine ; et quand elles ne se reproduisent par pour la fontaine, il y a des indices certains de la défectuosité des conduits.

Dans les résultats obtenus on a remarqué surtout les écarts suivants pour les différents éléments.

1° *Résidu salin.*

	3 mai.	3 novembre.
Source.	0,295	0,47
Fontaine	0,305	0,475

La détermination du résidu salin entre 110° et 120° est sujette à quelque inexactitude, suivant qu'on chauffe le résidu plus ou moins longtemps ou qu'il contient des substances renfermant plus ou moins d'eau de cristallisation, etc. ; aussi ne sert-elle qu'à donner un résultat approximatif. Les résultats concordants obtenus permettent cependant d'établir une comparaison entre les deux eaux. Les plus grands écarts obtenus sont pour la source de 17,5 et la fontaine de 17. Presque généralement l'eau de la fontaine donne un résidu un peu plus fort, par la raison probable que les conduits lui ont cédé un peu de matière organique.

2° *Matière organique.*

Les oscillations sont les suivantes :

	26 mai.	3 novembre.	Différence.
Source	0,0016	0,0126	0,0110
Fontaine	0,0031	0,0148	0,0170

La limite pour la contenance de l'eau potable en matière organique oxydable par le permanganate de potasse a été fixée à 0^{gr},05 par Pettenkofer et à 0^{gr},02 par Kubel, et moi-même j'ai eu l'occasion de constater que les sources pures n'en renfermaient pas plus de 0^{gr},01, et ordinairement moins encore ; dans nos exemples la quantité minima est de 0^{gr},0016, la quantité maxima de 0,0126 pour la source. Quant à l'eau de la fontaine de la ville, elle en renferme généralement un peu plus provenant certainement des tuyaux de bois.

La moyenne de onze déterminations de la matière organique pour la source est de 0gr,0057.

L'élévation et l'abaissement de la quantité de matière organique a presque toujours concordé pour la source et la fontaine, excepté le 1er février, où la source a donné 0gr,0018, tandis que la fontaine en a donné 0gr,0150, ce qui a fait conclure à une défectuosité de la conduite à cette époque.

3° *Dureté.*

L'influence des saisons se fait sentir le mieux sur la dureté, c'est-à-dire sur la quantité de terre calcaire, chaux et magnésie.

La dureté pour la source oscille entre 0,1359 et 0,1849, différence 0,049, et pour la fontaine entre 0,1330 et 0,1862, différence 0,0532.

Pour la source comme pour la fontaine la dureté la plus faible se trouve au mois de mai 1873 qui suivit un printemps pluvieux, et la dureté la plus forte s'est trouvée pour les deux depuis le mois de juin jusqu'au mois d'octobre pendant l'été de sécheresse de 1872. Ordinairement la dureté de l'eau de la fontaine est plus faible que celle de l'eau de la source. *La moyenne de douze observations est de* 0gr,1675 *pour la source.*

4° *Acide azotique.*

Les oscillations vont de 0gr,0011 à 0gr,0054 ; écart 0,0043 pour la source, et de 0gr,0011 à 0gr,0054 pour la fontaine.

La recherche de l'acide azotique a surtout de l'importance comme produit permanent de matières organiques azotées en décomposition. L'acide azotique se développe dans les couches poreuses supérieures et accessibles à l'air par oxydation, et sa production est favorisée par les alcalis. C'est aussi à cette cause que Boussingault attribuait d'en avoir trouvé de grandes quantités dans les eaux de source de formation calcaire. Le nombre limite pour les sources pures doit être fixé à 0gr,004 par litre. Une fois seulement, le 4 février, cette limite a été dépassée pour la source par le nombre 0gr,0054, et le même résultat fut obtenu ce jour pour la fontaine. Pour l'eau de la fontaine on retrouve encore le nombre 0,0054 le 28 février, ce qui doit être attribué à des influences extérieures. En effet, en dehors de ces nombres anormaux on trouve des quantités beaucoup au-dessous de la limite. Ainsi *la source donna comme moyenne de 9 déterminations le nombre* 0gr,0025.

5° Chlore.

	Grammes.	Différence.
Source	0,0052 à 0,0115	0,0063
Fontaine.	0,0054 à 0,0190	0,0136
Limite	0,002 à 0,008	

Moyenne de 9 déterminations à la source = 0,0077.

Les terrains calcaires renferment ordinairement une plus forte quantité de chlorures alcalins, et cette circonstance se fait sentir dans l'eau de cette source, quoique la moyenne se trouve encore au-dessous de la limite fixée pour les sources pures. Les affluents des couches supérieures du terrain augmentent aussitôt les quantités de chlorures et de sulfates.

6° Acide sulfurique.

	Grammes.	Différence.
Source	0,0103 à 0,0272	0,0169
Fontaine.	0,0103 à 0,0274	0,0171
Limite	0,002 à 0,0063	

Moyenne de 11 déterminations pour la source = 0,0186.

La limite indiquée pour l'acide sulfurique oscille entre deux nombres, à cause de la plus grande quantité de sulfate contenue très-souvent dans les sources des terrains calcaires par rapport aux sources pures des autres formations. Cet acide peut presque généralement être rapporté au sulfate de chaux, et les résultats que nous avons obtenus restent presque toujours dans les limites trouvées pour les sources pures de for-

4

mation calcaire. Les quantités relativement plus grandes de sulfates peuvent s'expliquer facilement par l'origine de la source.

Dans le cas où il y aurait infiltration provenant d'engrais, on retrouverait souvent aussi des sulfates alcalins.

7° *Acide carbonique.*

On a déterminé l'acide carbonique libre ou combiné dans le but de pouvoir comparer les résultats obtenus avec ceux de l'eau de la Saale. On a ainsi trouvé :

	Grammes.	Différence.
Source	0,1809 à 0,3643	0,1832
Fontaine	0,1387 à 0,3369	0,1982

Ces fortes oscillations dépendent aussi bien de l'élévation et de l'abaissement des quantités de carbonates de chaux et de magnésie que des affluents intérieurs de Co^2 en général. Très-souvent il se montre une diminution, par suite de la longue étendue de tuyau que traverse l'eau de la fontaine; mais quelquefois aussi l'eau de la fontaine présente au contraire une plus forte proportion d'acide carbonique. Ces contradictions apparentes s'expliquent par l'accumulation de cet acide qui se produit presque toujours en certains enduits de la conduite.

II. **Eau de la Saale.**

Les échantillons des différentes espèces d'eau furent toujours puisés le même jour, ceux destinés à la détermination de l'acide carbonique de manière à être reçus directement dans un mélange d'ammoniaque et de baryte caustique. Il était indifférent de puiser l'eau juste le premier jour du mois ou un jour rapproché quand les circonstances s'y prêtaient plus facilement. L'eau de la Saale fut puisée en amont de la ville. au Paradis et au milieu de la rivière.

Voici les résultats obtenus :

1872	Résidu salin.	Matière organique.	No^5	Chlore.	So^3	Co^2	CaO	MgO	Dureté.
29 juin...	0,235	0,0339	0,0011	0,0141	0,0391	0,0947	0,0660	0,0216	0,0962
30 juillet..	0,245	0,0401	0,0011	0,0062	0,0635	0,1073	0,0896	0,0195	0,1169
27 août..	0,142	0,0412	?	0,0145	0,0586	0,0903	0,0728	0,0195	0,1001
2 octobre.	0,298	0,0233	?	0,0198	0,0515	0,1173	0,0745	0,0224	0,1058
3 nov. ...	0,312	0,0313	?	0,0124	?	0,1284	0,0622	0,0231	0,0945
4 déc. ...	0,135	0,0295	0,0065	?	0,0265	0,1057	0,0364	0,0050	0,0371
1873									
1ᵉʳ janv. .	0,175	0,0179	0,0011	0,0057	0,0209	?	0,0241	0,0065	0,0331
1ᵉʳ févr. .	0,240	0,0259	0,0016	0,0217	0,0199	0,1072	0,0336	0,0090	0,0462
28 février.	0,115	0,0313	0,0011	0,0157	0,0108	0,0601	0,0169	0,0049	0,0237
1ᵉʳ avril..	0,125	0,0093	0,0020	0,0092	0,0069	0,0507	0,0180	0,0036	0,0230
3 mai ...	0,080	0,0388	0,0019	0,0097	0,0206	0,1257	0,0336	0,0073	0,0433
26 mai ..	0,150	0,0219	0,0022	0,0107	0,0326	0,1317	0,0364	0,0108	0,0515

Les oscillations pour les différents éléments sont les suivantes :

		Différence.	Moyenne.
Résidu salin	0,08 à 0,312	0,232	0,188
Matière organique	0,0093 à 0,0410	0,0317	0,0287
Acide azotique	0,0011 à 0,0065	0,0054	0,0021
Chlore	0,0057 à 0,0217	0,0160	0,0125
Acide sulfurique	0,0069 à 0,0635	0,0566	0,0409
Acide carbonique	0,0601 à 0,1284	0,0683	0,1018
Dureté	0,0230 à 0,1169	0,0939	0,0635

III. Eau d'une fontaine à pompe de la rue de Zwætzen.

1872	Résidu salin.	Matière organique.	No^5	Chlore.	So^3	Co^2	CaO	MgO	Dureté.
29 juin ..	1,757	0,0303	?	0,0915	0,4549	0,3414	0,4390	0,0746	0,5434
30 juillet..	1,808	0,0630	0,0883	0,1236	0,4158	0,9688	0,3898	0,0667	0,4823
27 août ..	1,818	0,0548	0,0907	0,1178	0,4301	0,6220	0,3942	0,0690	0,4908
2 octobre .	1,653	0,0224	0,0702	0,0897	0,4222	0,6054	0,3920	0,0577	0,4726
3 nov. ..	1,600	0,0223	0,0648	0,1323	0,2888	0,3914	0,3651	0,0641	0,4538
4 déc. ...	1,740	0,0357	0,0972	0,0717	0,4807	0,4131	0,4060	0,0472	0,4520
1873									
1ᵉʳ janv. .	2,110	0,0214	0,0993	0,0828	0,4590	?	0,3786	0,0569	0,4588
1ᵉʳ févr. .	1,980	0,0312	0,1136	0,1083	0,5143	0,4080	0,4144	0,0667	0,5077
28 février.	1,933	0,0304	0,0907	0,1063	0,5089	0,3451	0,4144	0,0667	0,5077
1ᵉʳ avril. .	2,410	0,0178	0,1177	0,1097	0,7310	0,1876	0,4882	0,0829	0,6042
3 mai ...	1,850	0,0204	0,0996	0,0958	0,5768	0,2428	0,4424	0,0757	0,5483
26 mai ..	2,240	0,0330	0,0875	0,1774	0,5940	0,4712	0,4872	0,0721	0,5880

OSCILLATIONS POUR LES DIFFÉRENTS ÉLÉMENTS.

			Différence.	Moyenne.
Résidu salin.	1,60	à 2,41	0,81	1,891
Matière organique. . .	0,0178	à 0,0630	0,0452	0,0318
Acide nitrique.	0,0648	à 0,1177	0,0529	0,0927
Chlore	0,0828	à 0,1774	0,0946	0,1089
Acide sulfurique . . .	0,2888	à 0,7310	0,4422	0,4872
Acide carbonique. . .	0,1876	à 0,9688	0,7812	0,4542
Dureté	0,4520	à 0,6042	0,1522	0,5090

Les moyennes indiquées sont les moyennes de tous les essais.

Les oscillations du résidu salin pour l'eau de la fontaine à pompe dépassent plus que le double du résidu salin de l'eau de source en général, et rien ne peut donner plus promptement la distinction entre une eau de source à l'abri de toute infiltration, une eau de rivière et une eau de fontaine dormante qu'une comparaison directe des résultats obtenus.

A. Eau de source.

C. Eau de la fontaine dormante.

D. Eau de la Saale.

29 juin 1872.

	Résidu salin.	Matière organique.	No⁵	Chlore.	So³	Co²	CaO	MgO	Dureté
A.	0,384	0,0054	0,0011	0,0052	0,0144	0,2774	0,1350	0,0353	0,1844
C.	1,757	0,0303	?	0,0915	0,4549	0,3414	0,4390	0,0746	0,5434
D.	0,235	0,0339	0,0011	0,0141	0,0391	0,0947	0,0660	0,0216	0,0962

30 juillet.

	Résidu salin.	Matière organique.	No⁵	Chlore.	So³	Co²	CaO	MgO	Dureté
A.	0,379	0,0054	0,0016	0,0057	0,0272	0,2656	0,1344	0,0313	0,1832
C.	1,808	0,0630	0,0883	0,1236	0,4158	0,9688	0,3898	0,0667	0,4823
D.	0,245	0,0401	0,0011	0,0062	0,0635	0,1073	0,0896	0,0195	0,1169

27 août.

	Résidu salin.	Matière organique.	No⁵	Chlore.	So³	Co²	CaO	MgO	Dureté
A.	0,385	0,0065	?	?	0,0234	0,2713	0,1403	0,0315	0,1844
C.	1,811	0,0548	0,0907	0.1178	0,4301	0,6220	0,3942	0,0690	0,4908
D.	0,241	0,0412	?	0,0145	0,0586	0,0903	0,0728	0,0195	0,1001

2 octobre.

	Résidu salin.	Matière organique.	No⁵	Chlore.	So³	Co²	CaO	MgO	Dureté
A.	0,409	0,0037	?	?	0,0230	0,2667	0,1345	0,0360	0,1849
C.	1,653	0,0224	0,0702	0,0897	0,4222	0,6054	0,3920	0,0577	0,4726
D.	0,298	0,0233	?	0,0198	0,0515	0,1173	0,0745	0,0224	0,1058

3 novembre 1872.

	Résidu salin.	Matière organique.	No^5	Chlore.	So^3	Co^2	CaO	MgO	Dureté.
A.	0,470	0,0126	?	?	?	0,3534	0,1305	0,0317	0,1748
C.	1,600	0,0223	0,0648	0,1323	0,2888	0,3914	0,3651	0,0641	0,4538
D.	0,312	0,0313	?	0,0124	?	0,1284	0,0622	0,0231	0,0945

4 décembre.

	Résidu salin.	Matière organique.	No^5	Chlore.	So^3	Co^2	CaO	MgO	Dureté.
A.	0,355	0,0054	0,0027	0,0064	0,0148	0,3244	0,1036	0,0270	0,1414
C.	1,740	0,0357	0,0975	0,0717	0,4807	0,4131	0,4060	0,0472	0,4520
D.	0,135	0,0295	0,0065	?	0,0265	0,1057	0,0364	0,0050	0,0371

1ᵉʳ janvier 1873.

	Résidu salin.	Matière organique.	No^5	Chlore.	So^3	Co^2	CaO	MgO	Dureté.
A.	0,350	?	0,0022	0,0064	0,0130	?	0,1122	0,0227	0,1440
C.	2,115	0,0214	0,0994	0,0828	0,4591	?	0,3786	0,0569	0,4588
D.	0,175	0,0178	0,0011	0,0057	0,0200	?	0,0241	0,0065	0,0331

1ᵉʳ février.

	Résidu salin.	Matière organique.	No^5	Chlore.	So^3	Co^2	CaO	MgO	Dureté.
A.	0,350	0,0018	0,0054	0,0080	0,0268	0,3171	0,1400	0,0234	0,1728
C.	1,980	0,0313	0,1136	0,1083	0,5143	0,4081	0,4144	0,0067	0,5077
D.	0,240	0,0259	0,0016	0,0217	0,0199	0,1073	0,0336	0,0090	0,0462

28 février.

	Résidu salin.	Matière organique.	No^5	Chlore.	So^3	Co^2	CaO	MgO	Dureté.
A.	0,360	0,0079	0,0032	0,0064	0,0268	0,3107	0,1439	0,0227	0,1737
C.	1,933	0,0304	0,0907	0,1063	0,5088	0,3451	0,4144	0,0667	0,5077
D.	0,115	0,0313	0,0011	0,0157	0,0108	0,0601	0,0169	0,0049	0,0237

1ᵉʳ avril.

	Résidu salin.	Matière organique.	No^5	Chlore.	So^3	Co^2	CaO	MgO	Dureté.
A.	0,345	0,0018	0,0016	0,0115	0,0103	0,1848	0,1475	0,0196	0,1749
C.	2,410	0,0178	0,1177	0,1097	0,7310	0,1875	0,4882	0,0829	0,6042
D.	0,125	0,0093	0,0020	0,0092	0,0069	0,0507	0,0180	0,0036	0,0230

3 mai.

	Résidu salin.	Matière organique.	No^5	Chlore.	So^3	Co^2	CaO	MgO	Dureté.
A.	0,295	0,0111	0,0028	0,0106	0,0137	0,1809	0,1232	0,0091	0,1539
C.	0,185	0,0204	0,0996	0,0958	0,5768	0,2428	0,4424	0,0757	0,5483
D.	0,080	0,0389	0,0019	0,0097	0,0206	0,1257	0,0336	0,0072	0,0433

26 mai.

	Résidu salin.	Matière organique.	No^5	Chlore.	So^3	Co^2	CaO	MgO	Dureté.
A.	0,350	0,0016	0,0016	0,0089	0,0172	0,3643	0,1288	0,0196	0,1562
C.	2,240	0,0330	0,0875	0,1774	0,5940	0,4712	0,4872	0,0721	0,5880
D.	0,150	0,0219	0,0022	0,0107	0,0326	0,1317	0,0364	0,0108	0,0515

Nombres limites pour l'eau potable pure.

Résidu salin.	Matière organique.	No^5	Chlore.	So^3	Co^2	CaO	MgO	Dureté.
0,10-0,6	0,01-0,02	0,004	0,002-0,008	0,002-0,063	»	»	»	0,18

Cela nous conduirait trop loin si nous devions nous arrêter
à tous les faits isolés qui ressortent de la comparaison des ré-

sultats obtenus, et cela pourra faire l'objet d'une étude spéciale.

Dureté. — L'eau de source est également sujette aux variations de temps des différentes saisons. Ainsi, à la suite de l'automne pluvieux, la dureté diminue en novembre, décembre et janvier, en descendant de 0,1849 à 0,1748, 0,1414, 0,1440, pour remonter de nouveau à 0,1749 en avril; elle retombe ensuite en mai à 0,1359 à la suite du printemps pluvieux, et fin mai elle remonte de nouveau à 0,1562. Les oscillations de la dureté de la source vont à 0,049; la dureté moyenne est de 0,1676 et reste par conséquent encore pleinement au-dessous de la limite 0,18. Ce dernier fait est remarquable en ce sens que cette source d'Iéna appartient au Muschelkalk qui produit ordinairement les sources les plus dures. La contrée voisine de Weimar, Apolda, etc., fournit des eaux plus dures, même pour les sources les plus pures et exemptes de gypse, parce que là le calcaire devient magnésien et que la quantité de magnésie augmente considérablement.

L'eau de la rivière est, comme presque partout, la plus légère, parce que les carbonates terreux s'éliminent en partie dans le parcours et que la rivière reçoit des affluents de différentes contrées. La dureté de l'eau de la Saale oscille entre 0,0230 et 0,1169, différence 0,0939, qui est à peu près égale à quatre fois la dureté minima observée. La dureté moyenne est de 0,0635. Ces nombres déjà montrent de la manière la plus évidente les changements auxquels est soumise l'eau des rivières, conditions qui sont en opposition avec les qualités exigées d'une bonne eau potable.

Avant de parler des résultats obtenus pour la fontaine dormante, nous allons rappeler encore une fois que cette fontaine a été nouvellement creusée il y a quelques années dans un jardin d'un faubourg d'Iéna, et qu'en cela elle répond aux conditions des temps actuels.

Les degrés de dureté oscillent entre 0,4520 et 0,6042, différence 0,1522.

Cette différence n'est pas surprenante eu égard à la grande dureté, et montre que les influences extérieures restent assez les mêmes.

On pourrait admettre que dans ce terrain les sources proviennent de couches gypseuses, parce que la quantité d'acide sulfurique est considérable ; mais les quantités de chlore et d'acide azotique ne montrent que trop clairement que l'eau provient d'un terrain poreux et imprégné de purin. Si nous avons analysé l'eau de cette fontaine, c'est uniquement pour avoir un terme de comparaison, car nous avons déjà suffisamment prouvé qu'une bonne eau ou même une eau médiocre, provenant d'une fontaine dormante, peut être considérée comme une rare exception

Acide nitrique. — Pour l'appréciation d'une eau au point de vue hygiénique, la quantité d'acide azotique est de la plus grande importance. Les sources vives nous indiquent quelles quantités de cet acide doivent être admises pour la contrée ; par conséquent une augmentation ne peut être expliquée que par des infiltrations.

On a trouvé pour les trois espèces d'eau les quantités suivantes :

		Différence.	Moyenne.
Source	0,0011 à 0,0054	0,0043	0,0025
Saale	0,0011 à 0,0065	0,0054	0,0021
Fontaine dormante. .	0,0648 à 0,1177	0,0529	0,0927

La quantité d'acide azotique pour l'eau de source ne monte qu'une fois à 0,0054 au mois de février, élevation qui s'explique peut-être par les affluents produits par l'automne pluvieux qui a précédé. La moyenne reste encore beaucoup au-dessous de la limite et en montre de nouveau l'importance. On peut même ajouter que pour les sources pures cette limite est plutôt trop élevée que trop basse. Pour les eaux de rivière, les circonstances sont tout à fait les mêmes, par la raison que la destruction des matières organiques a lieu dans les couches supérieures du terrain et que les produits résultants servent à la nutrition des plantes. D'ailleurs les sources alimentant les rivières, de même que les eaux de pluie, renferment peu de ces produits de décomposition.

Il n'en est pas de même de l'eau des fontaines dormantes, ce qui montre d'une manière évidente la présence au fond des fontaines de matières organiques en décomposition. La moyenne de l'acide azotique de cette eau est presque quarante fois plus forte que celle de la source. L'acide azotique, comme produit permanent de la décomposition de la matière organique azotée, donne pour ainsi dire une image de la composition des couches terreuses inférieures, et ses oscillations montrent très-bien la variation de ces affluents inférieurs.

Matière organique. — La matière organique proprement dite, au contraire, est le premier produit de la décomposition de détritus d'origine animale et végétale qui cèdent facilement à l'eau leurs parties solubles, qui subissent ensuite de nouvelles décompositions.

Matière organique contenue dans les trois espèces d'eau. — La source contient de $0^{gr},0016$ à $0,00126$, différence $0,0110$, moyenne $0,0057$. Des quantités dépassant $0^{gr},01$ ne furent trouvées qu'en novembre et mai, ce qui s'explique parfaitement par la saison pluvieuse qui a précédé ces deux mois. La moyenne $0,0057$ reste beaucoup au-dessous de $0,01$; aussi doit-on maintenir cette dernière limite pour de l'eau de source pure.

L'eau de Saale donna pour la même époque :

$0,0093$ à $0,0410$; différence, $0,0317$; moyenne, $0,0287$.

L'eau de la fontaine dormante donna $0,0178$ à $0,0630$; différence $0,0452$; moyenne $0,0318$. Ces résultats montrent de la manière la plus évidente pourquoi, au point de vue hygiénique, on doit rejeter comme eau potable toute eau de rivière et autant que possible celle des fontaines dormantes. C'est la variation continue dans la nature et la quantité de ces matières qui à tout moment peut produire les accidents les plus graves.

Acide sulfurique et chlore.

Acide sulfurique.

		Différence.	Moyenne.
Source	0,0103 à 0,0272	0,0169	0,0186
Saale	0,0069 à 0,0635	0,0566	0,0409
Fontaine à pompe. .	0,2888 à 0,7310	0,4422	0,4872

La quantité d'acide sulfurique est ordinairement plus forte dans les sources de formation calcaire que dans les sources des autres terrains, ce qui s'explique parce que dans les premières il y a ordinairement présence de sulfate de chaux. C'est pour cela que je crois pouvoir donner plus de latitude aux limites en les fixant entre 0,002 et 0,063. Cette proportion est celle qu'on rencontre ordinairement dans les sources de formation calcaire. L'eau de la rivière passe souvent par des terrains gypseux, ce qui se montre encore dans les fortes oscillations, de sorte qu'à la fin on trouve 0,0635 de SO^3 donnant momentanément aussi une forte dureté à l'eau. Ce fait montre encore d'une manière évidente à combien de variations se trouve exposée la composition de l'eau des rivières.

L'eau de la fontaine à pompe donne des nombres tels pour l'acide sulfurique, qu'il est inutile de s'y arrêter. L'impureté de l'eau se montre ainsi de la manière la plus frappante.

Chlore. — Pour le chlore les résultats obtenus sont :

Limite pour l'eau pure : 0,002 à 0,008.

		Différence.	Moyenne.
Source	0,0052 à 0,0115	0,0063	0,0077
Saale	0,0057 à 0,0217	0,0160	0,0125
Fontaine	0,0828 à 0,1774	0,0946	0,1089

Ici il ne s'agit nullement d'eau ayant son origine dans des terrains de sel gemme, la Saale ne touche avant Iéna à aucun de ces terrains, pas plus que ses affluents, et pourtant la quantité de chlore s'élève une fois à 0,0217, le 1er février, probablement par un niveau peu élevé de la rivière ; en septembre et octobre, on trouve aussi des quantités relativement grandes de chlore eu égard à la grande masse d'eau que charrie la Saale. Comme nous l'avons dit plus haut, l'eau a été puisée en amont de la ville et loin des bords.

La source donne la proportion normale de chlore pour la contrée, la moyenne dépasse presque la limite, et cela tient à ce que les chlorures sont toujours en quantité plus considérable dans les terrains calcaires que dans les autres terrains. D'après cela aussi, la quantité croissante des fleuves en chlorures doit être attribuée à des affluents.

Dans l'eau de la fontaine dormante il existe des quantités extraordinaires de chlorures variant continuellement. Ici encore il ne faut pas hésiter d'en rechercher l'origine dans les détritus de nature animale. En effet, le sol est amplement garni d'engrais, et l'acide azotique, de même que la matière organique, le chlore et l'acide sulfurique donnent ensemble l'image la plus nette des infiltrations des terrains avoisinants.

Résidu salin. — La détermination du résidu salin ne donnera jamais qu'une approximation, par la raison que le résidu contient de l'eau plus ou moins fortement combinée qui entre ainsi plus ou moins en compte. Malgré cela, cette opération si simple donne toujours un point de comparaison excellent pour les cas qui nous occupent où les différences de composition sont si grandes :

		Différence.	Moyenne.
Source	0,295 à 0,470	0,175	·0,37
Eau de la Saale . . .	0,080 à 0,312	0,232	0,188

La différence est presque trois fois plus grande que la quantité *minima*.

		Différence.	Moyenne.
Eau de la fontaine. .	1,601 à 2,410	0,81	1,891

La comparaison pourra se faire le plus facilement en mettant en regard les quantités *minima* et *maxima* pour les différents éléments.

		Quantité minima.	Quantité maxima.	Différence.	Moyenne.
Résidu salin. Nombre limite = 0,10—0,50.	Source . .	0,295	0,470	0,175	0,370
	Rivière . .	0,080	0,312	0,232·	0,188
	Fontaine .	1,600	2,410	0,810	1,891
Matière organique. Nombre limite = 0,01.	Source . .	0,0016	0,0126	0,0110	0,0057
	Rivière . .	0,0093	0,0410	0,0317	0,0287
	Fontaine .	0,0178	0,0630	0,0452	0,0318
Acide azotique. Limite = 0,004.	Source . .	0,0011	0,0054	0,0043	0,0025
	Rivière . .	0,0011	0,0065	0,0054	0,0021
	Fontaine .	0,0648	0,1177	0,0529	0.0927
Chlore. Limite = 0,002—0,008.	Source . .	0,0052	0,0115	0,0063	0,0077
	Rivière . .	0,0057	0,0217	0,0160	0,0125
	Fontaine .	0,0828	0,1774	0,0946	0,1089
Acide sulfurique. Limite = 0,002 — 0,063.	Source . .	0,0103	0,0272	0,0169	0,0186
	Rivière . .	0,0069	0,0635	0,0566	0,0409
	Fontaine .	0,2888	0,7310	0,4422	0,4872
Acide carbonique.	Source . .	0,1809	0,3643	0,1822	0,2834
	Rivière . .	0,0601	0,1284	0,0683	0,1018
	Fontaine .	0,1876	0,9688	0,7812	0,4542
Dureté. Limite = 0,18.	Source . .	0,1359	0,1849	0,0049	0,1675
	Rivière . .	0,0230	0,1169	0,0683	0,0635
	Fontaine .	0,4520	0,6042	0,1522	0,5090

Les résultats précédents peuvent nous donner des renseignements utiles sous plusieurs rapports :

D'abord ils prouvent de la manière la plus complète combien la composition des eaux de rivière est peu constante, et combien les eaux de fontaines dormantes sont exposées aux infiltrations des terrains extérieurs. Pour la dernière espèce d'eau, il est vrai de dire que les affluents de détritus organiques se présentent en plus grande proportion, mais les deux espèces d'eau doivent être rejetées comme eau potable pour ces raisons.

Quand bien même nous n'aurions pas déjà un si grand nombre d'exemples prouvant combien une eau impure peut causer des effets fâcheux, nous devrions chercher une eau pure et de composition constante, rien que parce que nous savons combien les eaux de rivière et de fontaine dormante sont susceptibles de variation dans leur composition. Ces résultats pourront nous servir encore sous un autre rapport, car ils nous indiquent les limites entre lesquelles oscille la composition d'une eau de source, ce qui nous permet de distinguer une eau de source pure d'avec une eau de rivière ou toute autre moins pure, question dont la solution n'est pas d'une médiocre importance dans les temps actuels. Les nombres les plus élevés relatifs à la matière organique se montrent pour l'eau de la rivière aux mois de juin, juillet, août. Les eaux stagnantes se trouvent dans des conditions plus fâcheuses encore par suite du manque d'affluents et d'écoulement des eaux. Si d'un côté on doit rechercher la cause ou le développement des maladies épidémiques dans les émanations nuisibles qui se produisent dans le sol humide à la suite de certaines décompositions chimiques, on doit s'attendre, à plus forte raison, à voir se produire ces mêmes effets fâcheux si on se sert comme d'eau potable de l'eau que fournit ce même sol. Tous les effets fâcheux pour la santé qui se produisent à la suite de décompositions de matière organique dans le sol, doivent être beaucoup plus à craindre de l'eau qui absorbe les produits de ces altérations, comme cela a lieu pour les eaux des fontaines dormantes. Il faut donc absolument n'employer comme eau potable qu'une eau entièrement pure.

CHAPITRE IV.

EXAMEN MICROSCOPIQUE

———

L'examen microscopique des matières en suspension dans l'eau ou qui se sont déposées a été fait de tout temps, mais n'a donné jusqu'ici aucun résultat bien important. L'eau potable pure fraîchement puisée ne présente pas d'organisme et renferme tout au plus quelques parties argileuses bien ténues. Il est vrai qu'on a trouvé physiquement la même pureté à des eaux que l'examen chimique a fait déclarer comme très-impures, avec cette différence toutefois que cette dernière se corrompait plus facilement et présentait plus d'organismes au bout de quelque temps. C'est surtout dans les eaux riches en nitrates qu'on a découvert un développement rapide de ces matières organisées inférieures.

Dans les eaux puisées dans le courant d'une épidémie et reconnues chimiquement mauvaises pour la santé, on a reconnu cependant presque toujours des êtres organisés et souvent en quantités extraordinaires, comme cela arrive ordinairement pour une eau entièrement corrompue.

L'examen microscopique montre dans ce cas ordinairement quelques cellules isolées circulaires renfermant souvent de la chlorophylle, de plus des formes allongées enchevêtrées et enlacées comme les algues et de couleur variant depuis le vert jusqu'au brun, enfin des amoèbes, des monades avec leurs différentes transformations et se mouvant très-vivement. Plus rarement j'ai vu des cellules analogues à celles du ferment, des bactéries et des vibrions, par contre plus souvent des diatomées de différentes formes circulaires et allongées, surtout aussi les formes ressemblant à des aiguilles et des fourchettes.

Mais jusqu'aujourd'hui il ne m'a pas été possible de tirer aucune conclusion de cet examen, par la raison que l'eau tout à fait pure présente les mêmes phénomènes quand elle a été exposée quelque temps à l'air.

Si on veut établir une distinction des eaux d'après les éléments qui s'y présentent le plus ordinairement, on peut dire que l'eau potable pure renferme surtout des carbonates de chaux et de magnésie, une petite quantité de chlorures et de sulfates à base de soude et de potasse.

Parmi les sulfates on trouve souvent le gypse, plus rarement le sulfate de magnésie. Parmi les chlorures les eaux de sources renferment souvent en plus grande quantité le chlorure de sodium et forment ainsi ce qu'on appelle les *sources salines*. Ces éléments ordinaires se présentant en plus ou moins grande quantité dans les sources, peuvent se reconnaître facilement à leurs formes cristallines particulières dans le résidu de l'évaporation de l'eau.

Les éléments anormaux des eaux de source et de fontaine amenées par des affluents voisins sont bien souvent encore des sulfates, des chlorures, mais, en outre, surtout des nitrates qui se distinguent par leur déliquescence et dont la forme cristalline ne peut être observée qu'à l'état bien sec. C'est là le cas du nitrate de chaux et de magnésie, de même que du nitrate de soude; le nitrate de potasse, au contraire, peut s'obtenir et se conserver facilement en cristaux.

Pour la recherche des nitrates on peut employer très-bien la méthode fondée sur la réaction de la brucine, méthode dans laquelle on peut, comme dans les observations microscopiques, opérer rien que sur une goutte d'eau qui suffit parfaitement. Si la réaction est très-nette, l'eau est déjà très-impure, par la raison que cette réaction ne se produit pas ou très-faiblement avec une eau de source pure.

A côté de cette réaction excessivement délicate des nitrates, l'examen microscopique du résidu salin présente des résultats très-bons, et il est aussi facile qu'intéressant. Pour cela il suffit d'évaporer une seule goutte d'eau sur la lame objective, soit spontanément, soit par la chaleur. L'évaporation spontanée peut très-bien s'opérer sous une cloche à l'abri de la poussière, à côté de chlorure de calcium ou d'acide sulfurique concentré pour hâter l'opération.

L'évaporation par la chaleur peut se faire sur une plaque chaude, la plaque d'un poêle, ou bien en chauffant directement, mais avec précaution.

Les résidus obtenus sont ensuite observés au microscope avec un grossissement approprié.

Carbonate de chaux.

On a employé pour cela une solution de carbonate de chaux pur dans de l'eau chargée d'acide carbonique.

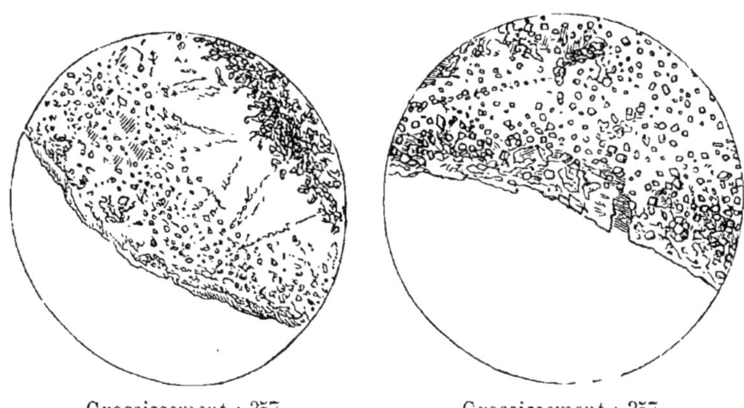

Fig. 1.	Fig. 2.
Carbonate de chaux évaporé à froid.	Carbonate de chaux évaporé à chaud.
Grossissement : 357.	Grossissement : 357.

Dans les deux figures on voit distinctement la forme rhomboédrique du carbonate de chaux. Dans la figure 1, provenant de l'évaporation spontanée, le carbonate de chaux s'est déposé encore plus sous forme de dendrites et de boules. Rarement j'ai obtenu la forme de l'arragonite, qui alors se présentait en aiguilles pointues, surtout quand l'évaporation s'est faite par l'ébullition du liquide.

Carbonate de magnésie.

Ici on a employé également une solution de carbonate de magnésie pur dans de l'eau chargée d'acide carbonique.

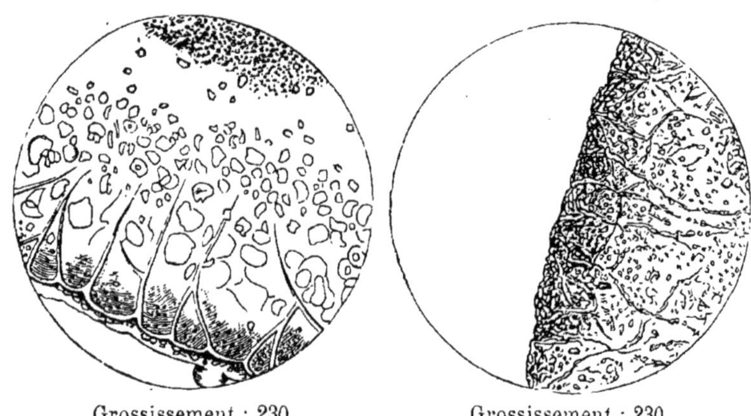

Fig. 3.

Carbonate de magnésie obtenu à froid.

Fig. 4.

Carbonate de magnésie obtenu à chaud.

Grossissement : 230. Grossissement : 230.

Quoique ce sel soit beaucoup plus soluble que le carbonate de chaux (en solution dans Co^2), on n'a pu obtenir, même en faisant l'évaporation très-lentement, des cristaux nets, mais des formes circulaires ou un vernis semblable à une peau recouvrant la lame objective et traversée par des fentes, comme le montrent les deux figures.

Sulfate de chaux (gypse).

On a évaporé simplement une solution de gypse dans l'eau.
Le gypse est un des éléments les plus communs des eaux

de source, même dans les eaux les plus pures il se présente régulièrement, quand bien même ce n'est qu'en petites quantités. Il cristallise très-facilement en tables rhomboïdales obliques, et plus souvent encore en aiguilles groupées en étoiles effilées-d'un côté et s'élargissant de l'autre. La figure 5 donne quelques-unes de ces formes caractéristiques.

Par une évaporation rapide à chaud, figure 6, les cristaux se ramassent davantage en formant des bandes. Cependant il se forme encore à côté des cristaux en forme de lances.

Fig. 5.
Gypse (obtenu à froid).

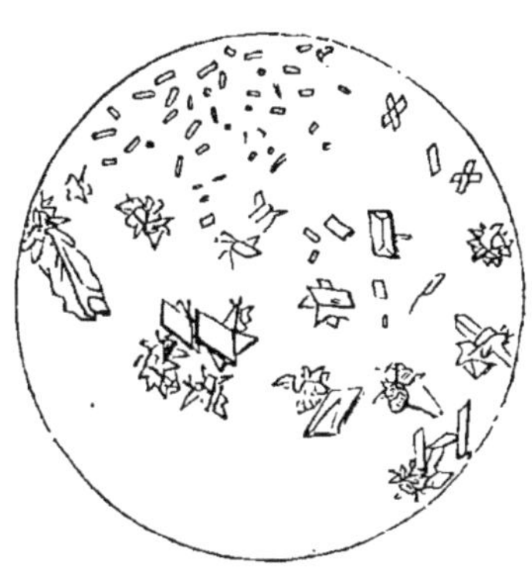

Grossissement : 120.

Fig. 6.
Gypse (obtenu à chaud).

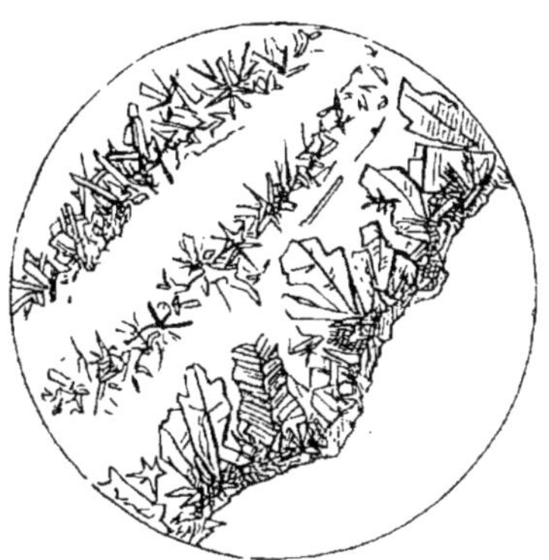

Grossissement : 120.

Les cristaux de gypse se distinguent enfin par leur permanence, de sorte que si d'autres cristallisations formées par des sels de potasse ou de magnésie se dissolvent en absorbant de l'eau, les cristaux de gypse restent inaltérés au milieu du champ, comme des groupes d'îles.

Sulfate de magnésie.

On se sert pour l'évaporation d'une solution de sel excessivement étendue :

Par une évaporation lente il se sépare des cristaux très-larges et faciles à reconnaître. Les cristaux isolés semblables à ceux du gypse ne purent jamais être observés; en faisant l'évaporation à chaud on remarque bien encore quelques cristaux en forme de lance, mais en somme on trouve sur le porte-objet, à peu près comme pour le carbonate de magnésie, un vernis cependant un peu plus épais traversé par des fentes de différentes formes.

Fig. 7.

Sulfate de magnésie (évaporé
à froid).

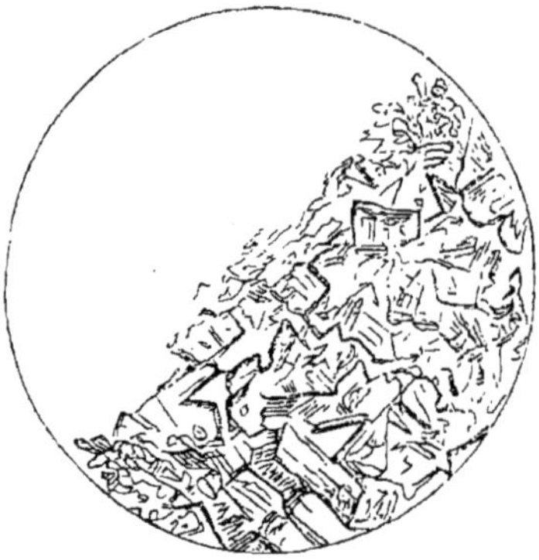

Grossissement : 230.

Fig. 8.

Sulfate de magnésie (évaporé
à chaud).

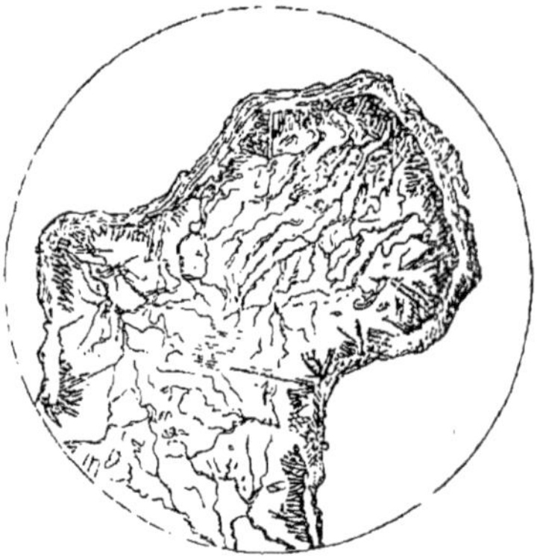

Grossissement : 230.

Parmi les sels alcalins on n'a choisi que ceux qui se présentent le plus souvent.

Chlorure de sodium.

On soumet à l'évaporation spontanée une solution très-étendue de sel.

On voit ainsi très-nettement les différentes formes dans lesquelles cristallise ordinairement le chlorure de sodium, la forme cubique et octaédrique avec les dispositions les plus variées. Comme ces cristaux ne sont pas déliquescents, ils restent souvent très-longtemps avec leur netteté primitive. Si on employait une solution un peu concentrée, les cristaux deviendraient trop gros pour l'examen microscopique.

Fig. 9.
Chlorure de sodium (évaporé à froid).

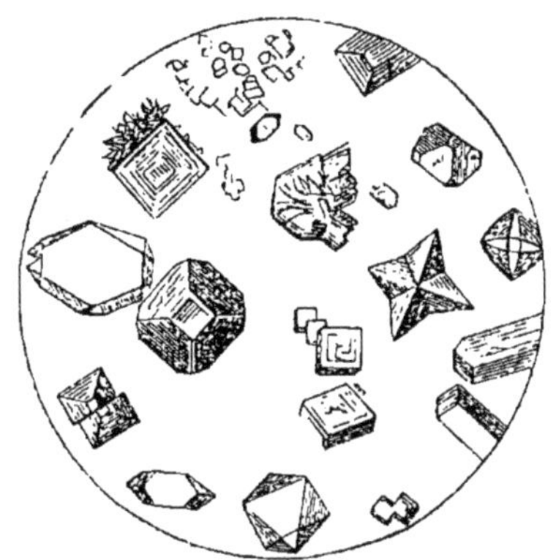

Grossissement : 350.

Azotate de potasse.

En évaporant à chaud une solution de ce sel au $^{1}/_{1000}$ on

Fig. 10.
Azotate de potasse (évaporé à chaud).

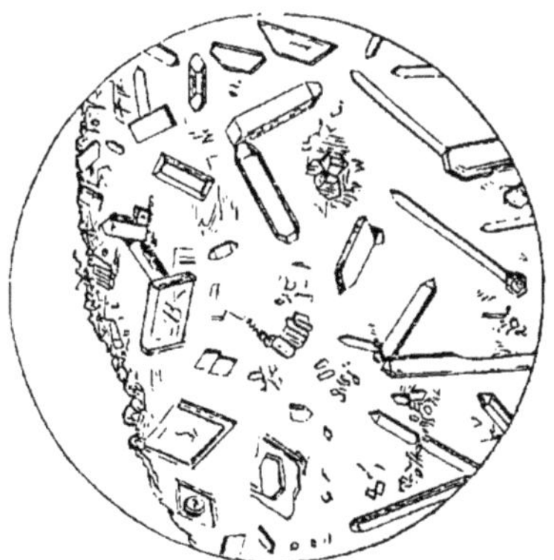

Grossissement : 120.

reconnaît très-bien les cristaux lancéolés et rhomboédriques qui distinguent le salpêtre. C'est surtout dans l'eau impure

des fontaines dormantes qu'on trouve souvent en masse de ces
cristaux. Malgré cela, il faut toujours s'assurer chimiquement
de la présence de l'acide azotique par la méthode que nous
avons indiquée plus haut.

Azotate de soude.

En raison de la grande déliquescence de ce sel, on ne peut
en avoir des cristaux qu'en desséchant à côté du chlorure de
calcium. En dehors de ces conditions ils disparaissent très-vite
pour reparaître dans de bonnes conditions et sous forme de
beaux rhomboèdres transparents.

EXAMEN MICROSCOPIQUE DE L'EAU.

Si on voulait s'occuper de tous les sels qui ont été décou-
verts dans les eaux par l'analyse, on pourrait encore augmenter le nombre de ces figures, mais comme l'examen microscopique ne doit nullement remplacer l'analyse chimique, ces
quelques exemples suffiront pour montrer comment on peut
faire un essai rapide des eaux. Cependant il faut remarquer
que cet examen, excellent comme épreuve préliminaire, pourrait donner lieu à des erreurs, par la raison que des corps
chimiquement différents donnent souvent des cristallisations
qui se confondent ou qui sont très-difficiles à distinguer.

La forme cristalline obtenue à chaud ou à froid n'est pas la
même, et comme, suivant le cas, on a recours soit à l'un, soit à
l'autre des moyens d'évaporation, on pourra pour les éléments
les plus importants faire les deux épreuves comme termes de
comparaison.

Dans ces épreuves il est bon de faire encore une petite opération préliminaire, consistant à éliminer le carbonate de chaux
et le carbonate de magnésie par une ébullition de quelques

minutes. En effet, si on évapore une goutte d'eau telle qu'elle, et qu'on examine le résidu au microscope, on voit prédominer les deux sels dans l'image microscopique. Si on éloigne ensuite ces sels par une ébullition un peu prolongée et qu'on évapore le liquide filtré, on obtient facilement une deuxième épreuve excellente montrant avec plus de netteté les sels solubles qui restent, tels que le gypse, le sulfate de magnésie, etc.

Dans l'eau impure on trouve surtout du nitrate de chaux et de magnésie, de même que les chlorures de ces mêmes terres alcalines. Ces sels se distinguent par leur déliquescence et il est difficile de les obtenir en cristaux, même momentanément. On trouve alors l'épreuve microscopique recouverte d'un liquide huileux dans lequel on voit nager souvent les cristaux de gypse, de chlorure de sodium, etc. Les sels alcalins, même le chlorure de sodium, mais surtout le nitrate de potasse et de soude, ne se séparent souvent en beaux cristaux que si on évapore de nouveau l'épreuve sous une cloche contenant une matière avide d'eau, tandis qu'autrement on trouve aussi des parties liquides.

Différentes épreuves donneront une idée de ces phénomènes. On a commencé par opérer sur l'eau de fontaine d'Iéna de formation calcaire, et voici les résultats qu'on a obtenus :

Eau de source vive d'Iéna.

L'analyse chimique a donné les résultats suivants :

Résidu salin.	Matière organique.	AzO^5	Chlore.	So^3	CaO	MgO	Dureté.
0,392	0,0089	0,0016	0,0054	0,0160	0,14	0,03	0,182

D'après cela, c'est une eau calcaire dure avec peu de gypse, encore moins de chlorures et d'autres éléments ordinaires.

La fig. 11 montre le résidu obtenu à chaud et la fig. 12 celui obtenu à froid. Toutes les deux présentent une foule de formes amorphes et cristallines, tantôt allongées ressemblant à l'arragonite, tantôt ayant la forme rhomboédrique du spath calcaire.

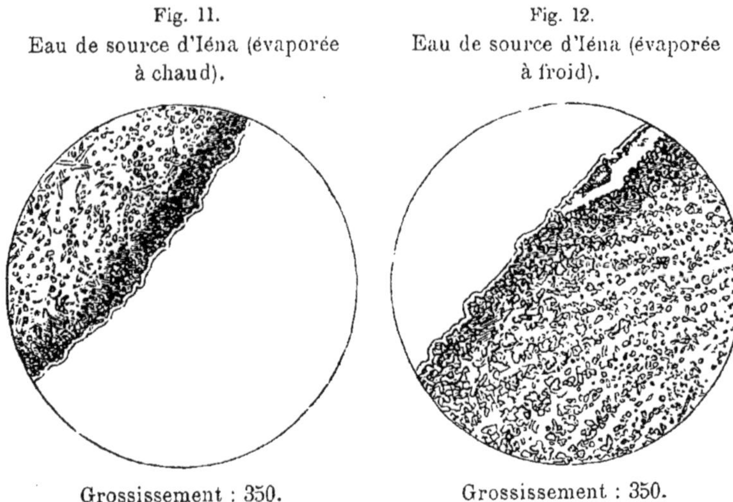

Fig. 11.
Eau de source d'Iéna (évaporée à chaud).

Fig. 12.
Eau de source d'Iéna (évaporée à froid).

Grossissement : 350.   Grossissement : 350.

Les premières se présentent surtout sur les bords, qui ont été exposés à une plus haute température.

Fig. 13.
Eau de source. d'Iéna (arragonite).

Grossissement : 350.

La figure 13 représente le résidu obtenu avec la même eau, seulement à une température très-élevée, et donne ici très-nettement les aggrégats de cristaux lancéolés de l'arragonite. On les distingue parfaitement au microscope des cristaux brillants et transparents du gypse.

Les figures 11 et 12 indiquent très-bien la présence de la grande quantité de carbonate terreux qui recouvre le champ du microscope partout où se trouve le résidu.

Dans la figure 13, les cristaux sont réunis en groupes plus considérables.

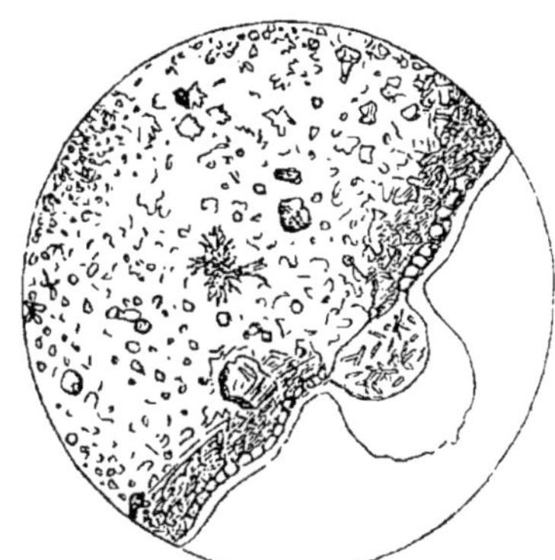

Fig. 14.

Eau de source d'Iéna (après la séparation des carbonates terreux par ébullition).

Grossissement : 350.

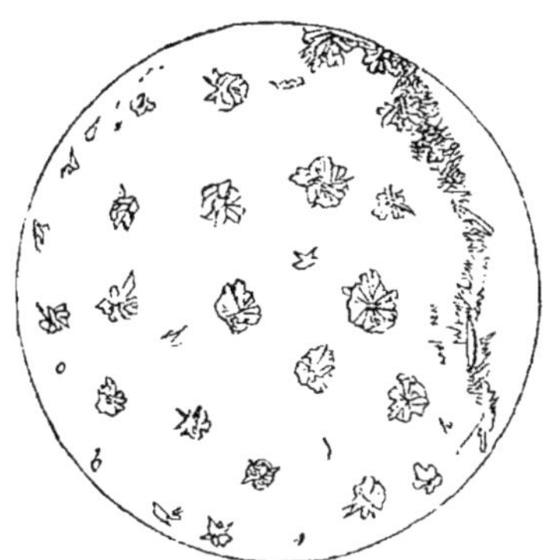

Fig. 15.

Eau de source d'Iéna (après la séparation des carbonates terreux).

Grossissement : 120.

Les figures 14 et 15 représentent des résidus de la même eau qui a été filtrée après une ébullition prolongée. On trouve réunis ici plusieurs groupes de cristaux qui montrent mieux leurs caractères particuliers. Les cristaux isolés représentent du gypse qui dans les figures précédentes a été caché par la masse de carbonate terreux ; on trouve aussi quelques cubes de chlorure de sodium, quoique cette eau n'en renferme que fort peu. Mais ce qui est surtout caractéristique, c'est le bord extérieur du résidu en partie déchiré ou rempli de formes cristallines arrondies.

Sources séléniteuses.

Comme ces sources se présentent assez souvent dans notre formation de Muschelkalk, on a choisi comme terme de comparaison la Lottenquelle, dans les environs de Weimar. L'analyse de cette eau a donné les résultats suivants :

Résidu salin.	Matière organique.	No^3	Chlore.	So^3	CaO	MgO	Dureté.
2,1475	0,0087	0,0014	0,0037	1,208	0.738	0,104	0,884

On voit quelle grande différence de composition cette source présente avec celle d'Iéna qui est dure aussi, mais très-pauvre

Fig. 16.
Source gypseuse
(résidu obtenu à froid).

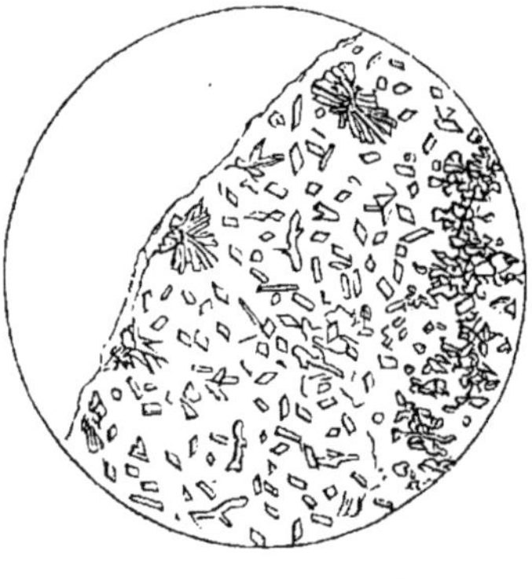

Fig. 17.
Source gypseuse
(résidu obtenu à froid).

Grossissement : 120.

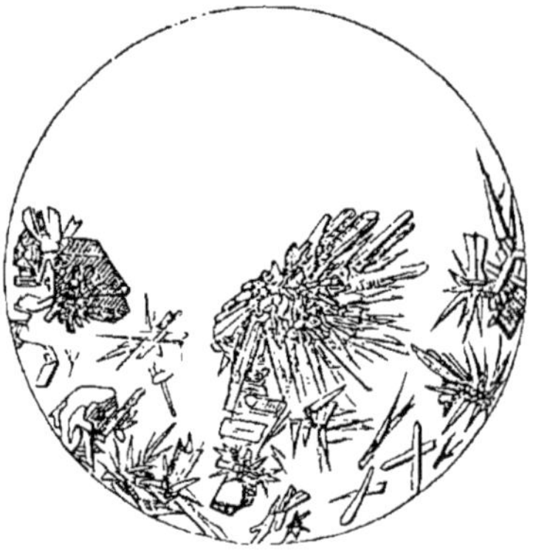

Grossissement : 350.

en gypse. Si on rapporte les 1^{gr},208 d'acide sulfurique au gypse, on trouve 2^{gr},053 de sulfate de chaux anhydre, c'est-à-dire environ 2 grammes par litre, solution saturée. Cependant il y a une bonne proportion de So^3 sous forme de sulfate de magnésie. Le chlore, l'acide nitrique, de même que la matière organique, se trouvent du reste en quantité normale comme dans les sources pures.

Les figures 16 et 17 représentent le résidu obtenu à la température ordinaire avec des grossissements différents et d'autres groupements. Même dans les groupes de cristaux les plus petits, on voit les formes les plus variées dans la disposition ; on y reconnaît déjà très-bien le gypse.

La figure 18, qui représente un résidu obtenu à chaud, montre une image très-confuse dans laquelle on remarque cependant des aiguilles de gypse.

La figure 19 enfin donne sans contredit les cristaux de gypse

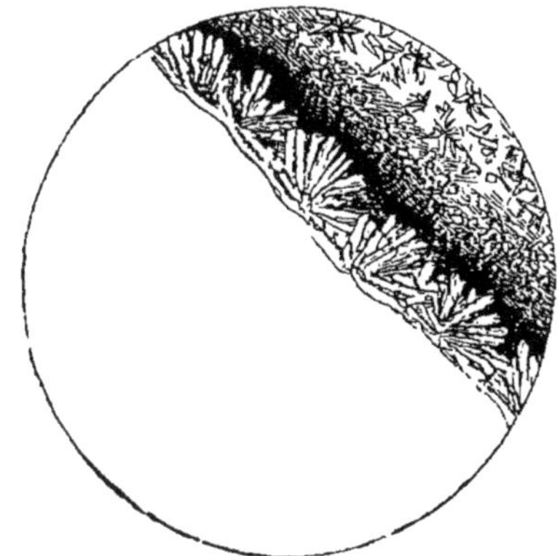

Fig. 18.

Source gypseuse
(résidu obtenu à chaud).

Grossissement : 350.

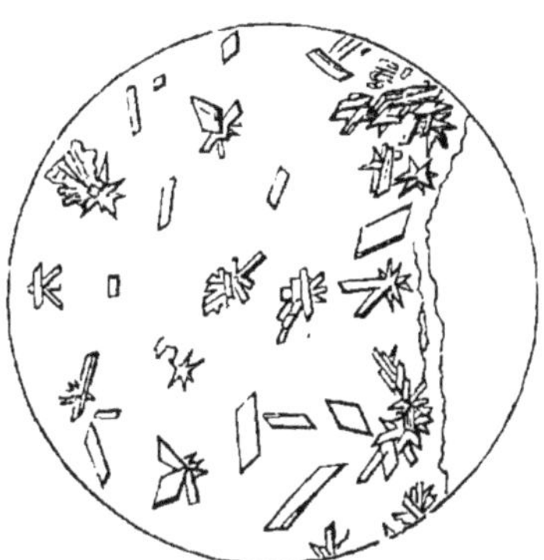

Fig. 19.

Source gypseuse (résidu obtenu après séparation des carbonates terreux).

Grossissement : 120.

les plus beaux et les plus purs, et dont chacun représente la forme caractéristique de ce sel.

Ici on ne trouve pas intercalée, comme dans les figures 16 et 17, cette masse de carbonate terreux sans forme définie et qui trouble la netteté des autres cristaux.

On a eu soin dans ce cas de séparer les carbonates terreux par une ébullition préliminaire. On remarque également, comme dans figure 16, une bordure de résidu composée, comme nous l'avons dit, de sels alcalins.

Fontaine à pompe d'Iéna.

Nous allons examiner d'abord l'eau d'une fontaine dormante, pour la comparer au point de vue microscopique à celle des sources pures d'Iéna, à laquelle se rapportent les fig. 11 à 15.

La fontaine en question a été creusée dans un jardin non loin de la Saale, et on devait, en raison de la proximité de la rivière, s'attendre à y trouver une eau légère. Cependant la saveur et les réactions chimiques trompèrent les prévisions et démontrèrent qu'il y avait présence d'une grande quantité de chlore, d'acide sulfurique et d'acide nitrique ; et en allant aux renseignements, on apprit qu'environ une centaine d'années

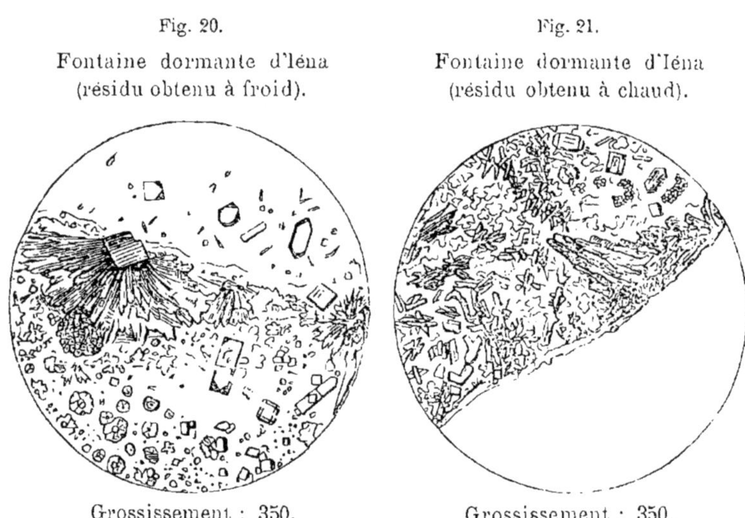

<table>
<tr><td>Fig. 20.
Fontaine dormante d'Iéna
(résidu obtenu à froid).</td><td>Fig. 21.
Fontaine dormante d'Iéna
(résidu obtenu à chaud).</td></tr>
<tr><td>Grossissement : 350.</td><td>Grossissement : 350.</td></tr>
</table>

auparavant c'était l'emplacement d'un cimetière où on enterrait les personnes mortes de la peste. Ainsi l'eau en contact permanent avec ces restes mortels devait servir comme eau potable !

La figure 20 se rapporte au résidu obtenu à froid ; la figure 21 au résidu obtenu à chaud, et enfin la figure 22 donne l'image du résidu obtenu après ébullition et filtration de l'eau.

Dans la figure 21, représentant le résidu obtenu à chaud, les cristaux sont trop agglomérés, mais on y remarque en général des masses salines sous forme de boules et de rognons représentant certainement des carbonates, du gypse ou du sulfate de magnésie, du chlorure de sodium et du nitrate de potasse. Tous ces sels sont beaucoup plus nettement séparés dans la figure 20, qui représente le résidu obtenu à la température ordinaire.

La figure 22 donne une tout autre image, dans laquelle se montrent très-nettement les différentes combinaisons du cube et de l'octaédre du sel marin, les prismes du salpètre et enfin

Fig. 22.

Fontaine dormante d'Iéna (après ébullution).

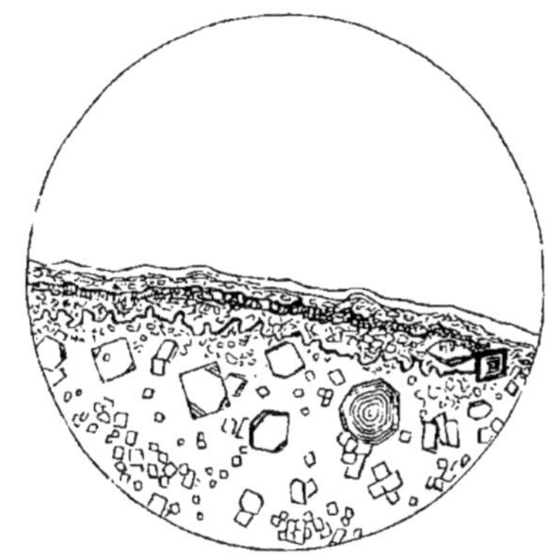

Grossissement : 350.

la couche épaisse qui borde l'image consistant probablement en sulfate de magnésie.

Fontaine à pompe de Weimar.

On a choisi une fontaine donnant de l'eau très-impure et dont la composition était :

	Résidu salin.	Matière organique.	AzO^5	Chlore.	So^3	CaO	MgO	Dureté.
Source impure.	2,5875	0,040	0,412	0,345	0,335	0,289	0,182	0,544
Source pure . .	0,345	0,015	0,0025	traces	0,015	0,124	0,065	0,215

Comme terme de comparaison on a pris une source pure des environs de Weimar, pour montrer combien sont exposées à des infiltrations de matières nuisibles les fontaines creusées dans les endroits habités et combien est impure quelquefois l'eau dont on se sert comme eau potable.

Les figures 23 et 24 représentent, avec des grossissements différents, les épreuves de résidus obtenus à la température ordinaire. Les parties amorphes du résidu consistent certainement encore en carbonates terreux, puisqu'elles manquent entièrement dans la figure 25, qui représente le résidu obtenu après élimination de ces sels. Dans l'un des résidus les cris-

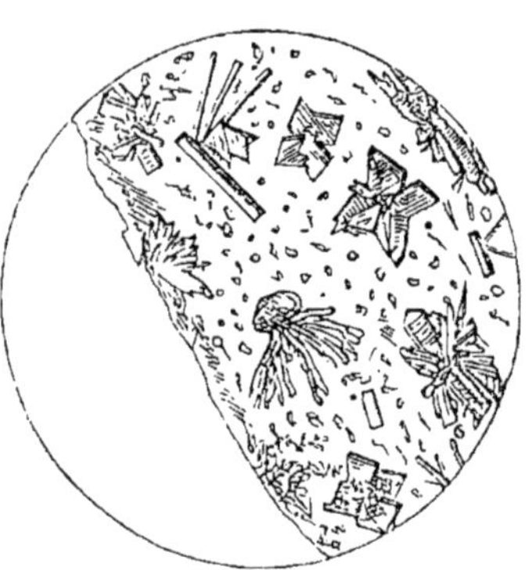

Fig. 23.
Fontaine à pompe de Weimar
(résidu obtenu à froid).

Fig. 24.
Fontaine à pompe de Weimar
(résidu obtenu à froid).

Grossissement : 350.

Grossissement : 120.

taux sont par hasard beaucoup plus développés, ce qui a permis d'employer un grossissement moins fort; mais dans les deux figures on voit parfaitement les cristaux de gypse et de nitre.

La figure 25 représente ces sels avec beaucoup plus de netteté. Les cristaux de sel marin y manquent, par contre il y a une forte bordure amorphe qui se compose certainement de chlorures déliquescents, par la raison qu'on n'a jamais pu l'obtenir complétement à l'état sec.

On y voit surtout quelques rhomboèdres isolés de nitrate de soude se présentant avec une grande netteté et une parfaite transparence. On est parvenu à ce résultat en mettant l'épreuve pendant quelque temps au-dessus de l'acide sulfurique concentré. Mais au bout de peu de temps ces cristaux disparaissent complétement en se dissolvant.

Fig. 25.

Fontaine à pompe de Weimar (résidu obtenu après ébullition).

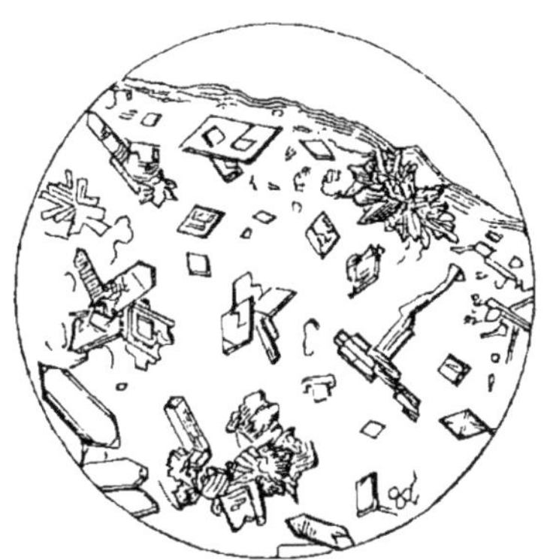

Grossissement : 120.

Pour des sources plus riches en sels, nous allons choisir les deux exemples suivants :

1º L'eau ferrugineuse de Pyrmont;
2º L'eau alcaline de Vichy.

Fig. 26.   Fig. 27.
Eau de Pyrmont (évaporée à froid).   Eau de Pyrmont (évaporée à chaud).

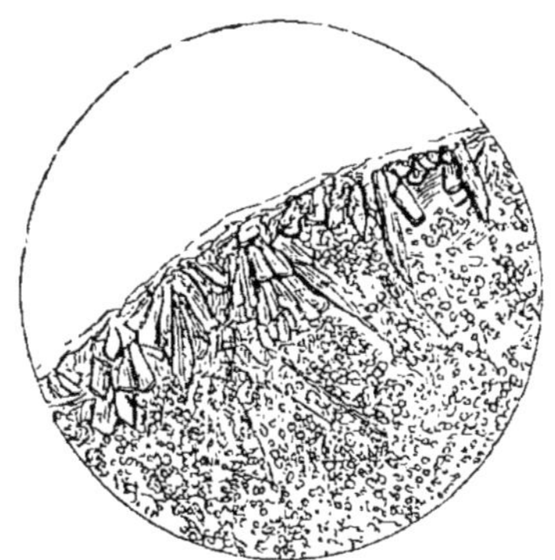

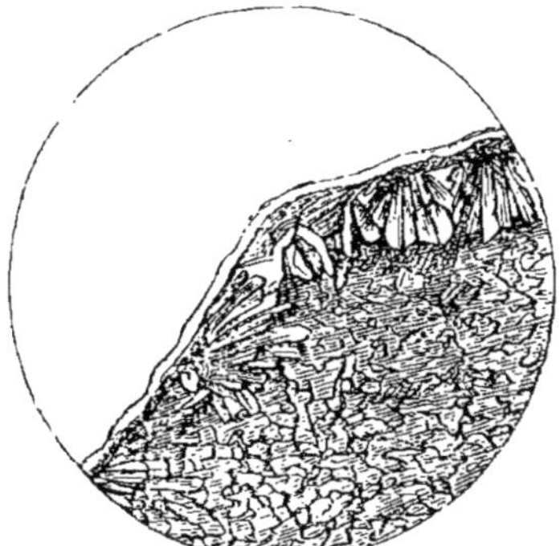

Grossissement : 120.   Grossissement : 120.

Les figures 26 et 27 représentent les résidus obtenus à froid et à chaud de l'eau ferrugineuse de Pyrmont, après élimination préalable du fer.

Eau de Vichy.

Les figures 28 et 29 donnent les résultats obtenus pour l'eau de Vichy (source de la Grande-Grille).

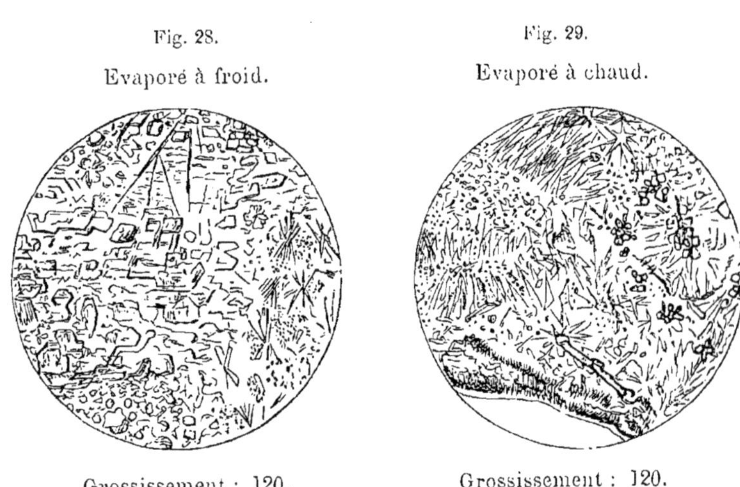

L'eau de Pyrmont renferme surtout du sulfate de chaux et de magnésie, celle de Vichy contient principalement du sulfate et du carbonate de soude, et dans les deux épreuves on distingue parfaitement ces éléments. Les cristaux lancéolés et en formes d'aiguilles du gypse et du sulfate de magnésie se montrent très-nettement dans les figures 26 et 27, et les cristaux en forme de table des sels de soude sont très-bien représentés figure 28. Dans la figure 29, obtenue à chaud, ces cristaux changent de forme et on voit en même temps beaucoup de cristaux cubiques de sel de cuisine. Dans les deux espèces d'eau se trouvent encore de grandes quantités de carbonates terreux de chaux et de magnésie. Mais ces sels, en raison de la présence de grandes quantités de sels solubles, se précipitent ordinairement à l'état granuleux et s'agglomèrent avec les grands cristaux.

L'examen microscopique, à cause de sa simplicité, est très-recommandable, surtout aux personnes qui n'ont pas de réactifs chimiques à leur disposition, ou qui, comme les médecins, n'aiment pas s'en servir. Il n'est pas non plus sans intérêt pour les chimistes auxquels ces quelques essais devraient servir d'encouragement. Toute personne qui s'occupe de ces essais devient au bout de très-peu de temps experte dans la matière, surtout si elle a soin d'opérer en même temps sur une source pure de la contrée qu'elle prend pour terme de comparaison. La matière organique, les chlorures, les sulfates, les nitrates ne se trouvent qu'en traces dans l'eau de source pure, c'est-à-dire que le chlore et l'acide sulfurique ne donnent qu'un louche avec le nitrate d'argent et de barite, en solution acidulée, et l'acide nitrique ne donne pas de réaction avec la brucine.

Cependant, même pour une eau légère, on peut établir que les carbonates de chaux et de magnésie prédominent dans les éléments qui composent une eau potable. Mais comme ces carbonates peuvent être éliminés par l'ébullition, on peut, en examinant les résidus avant et après, obtenir deux épreuves utiles à comparer. Sous ce rapport, l'eau des sources calcaires pures d'Iéna donne un exemple frappant : dans le résidu obtenu directement par l'eau, on voit une masse trop considérable de cristaux, tandis que dans celui obtenu après élimination des carbonates, on ne voit que des groupes isolés de cristaux dans lesquels on distingue facilement le gypse et le chlorure de sodium. Dans une eau impure, au contraire, les sels restant en dissolution après l'ébullition augmentent de plus en plus.

La recherche de l'acide nitrique est si délicate et en même temps si facile, que toute personne s'occupant d'analyses d'eau devrait se procurer les quelques réactifs et ustensiles nécessaires pour cet essai.

La matière organique aussi peut être décelée facilement en chauffant progressivement le résidu de l'évaporation d'une certaine quantité d'eau. En cas de présence de cette matière, le résidu brunit et se carbonise.

Si donc on joint ces derniers essais pour déceler l'acide nitrique et la matière organique à l'examen microscopique du résidu de l'eau, on pourra toujours distinguer une eau impure d'avec une eau pure, et au besoin déterminer dans très-peu de temps si une eau est susceptible ou non de servir comme eau potable. On n'emploiera l'analyse chimique que dans les cas douteux.

CHAPITRE V.

.

TEMPÉRATURE DES SOURCES

—

Une seule analyse chimique suffit ordinairement pour admettre ou rejeter une eau comme eau potable, quand on prend pour terme de comparaison la composition d'une eau de source pure. Cependant des essais répétés ont non-seulement de la valeur en ce qu'ils font connaître les oscillations auxquelles est soumise la composition de cette eau, mais ils présentent de l'intérêt au point de vue général et surtout pour la localité.

Pour les recherches ultérieures sur les sources, les fontaines, etc., la détermination de la température a aussi une très-grande importance. Les températures des sources pour la même contrée, pour la même formation géologique et la même altitude sont presque toujours les mêmes, de sorte que si on trouve une différence, il faut conclure à des influences extérieures ou à une origine plus profonde. Les sources qui n'ont pas leur origine trop près de la surface ont ordinairement une température constante dans les différentes saisons. S'il y a des oscillations, on pourra conclure avec certitude à un captage défectueux et à la présence d'affluents d'origine différente, et ces oscillations nous donnent alors les meilleurs indices sur les améliorations à introduire dans le captage.

Les sources des environs d'Iéna montrent la température constante de 10°.

6

Les oscillations pour les sources puissantes ne dépassent guère 0°,1.

Les sources des environs de Weimar ont une température de 9° et de 10° sur les hauteurs. S'il y a des oscillations on peut les attribuer à des influences extérieures.

Les trois espèces d'eau qui ont été examinées au point de vue de leur composition chimique ont été examinées également sous le rapport de leur température, et voici les résultats obtenus.

Température de l'air.

	1872.						1873.				
29 juin.	30 juill.	27 août.	2 oct.	3 nov.	4 déc.	1er janv.	1er fév.	28 fév.	1er avril.	3 mai.	26 mai.
20°,8	16°,2	20°,0	18°,4	?	2°,4	5°,1	3°,4	8°,0	14°,5	14°,4	15°,1

Température de la source.

10°,4	10°,6	10°,8	10°,5	10°,6	10°,2	10°,2	?	10°,4	10°,3	10°,0	9°,5

Température de l'eau de la Saale.

17°,2	18°,9	15°,5	14°,2	10°,4	4°,8	1°,4	?	2°,6	9°,0	10°,6	9°,0

Température de la fontaine à pompe.

9°,4	10°,0	10°,0	11°,0	10°,6	9°,2	7°,6	?	6°,4	9°,5	8°,8	8°,7

OSCILLATIONS DES TEMPÉRATURES.

	Maxima.	Minima.	Différence.	Moyenne
Source.	10°,8 27 août.	9°,5 26 mai	1°.3	10°,3
Eau de la Saale.	18°,9 30 juill.	1°,4 1er janv.	17°,5	10°.3
Eau de la fontaine à pompe.	11°,0 2 oct.	6°,4 28 fév.	3°,6	9°,02

La fontaine dormante située dans un terrain bas est exposée aussi aux oscillations de la température, tandis que la source présente toujours à peu près la même température, et ce fait, sur lequel nous avons déjà appelé l'attention ailleurs, est le caractère distinctif d'une source constante. Pour les eaux de rivière, au contraire, la température se règle sur celle de l'air ambiant.

La température de l'eau a encore de l'importance en ce sens qu'avec ses oscillations varient aussi les réactions chimiques, et que la chaleur de l'été facilite singulièrement la décomposition des matières organiques en solution.

La constance de la température permet donc pour ainsi dire de conclure aussi à une composition constante de l'eau.

CHAPITRE VI.

ESSAI DE L'EAU

—

A. — **Poids spécifique.**

Les sources de composition ordinaire qui ne renferment que de $0^{gr},04$ à $0^{gr},50$ de résidu salin par litre ont un poids spécifique de 1 ; les différences ne se montrent que dans la quatrième décimale avec 1-3-5, de sorte que sans commettre une erreur appréciable dans la détermination de la chaux, de la magnésie, de l'acide sulfurique, etc., on peut admettre que 1^{cc} d'eau pèse 1 gramme, c'est-à-dire qu'on peut éviter les pesées. Pour les sources plus riches, pour lesquelles le résidu salin varie de 2 à 3 grammes par litre, on voit une différence déjà dans la troisième décimale et ces eaux méritent alors un examen spécial.

B. — **Résidu salin.**

On évapore à siccité 200^{cc} d'eau dans une capsule en platine ou en porcelaine, et on expose le résidu à une température de 110 à 120 degrés jusqu'à ce que son poids ne varie plus ; on le laisse refroidir sous une cloche au-dessus de l'acide sulfurique et on pèse.

La détermination du résidu salin n'a en somme qu'une importance secondaire, mais quand on trouve des écarts trop considérables, ou quand on opère sur des sources avoisinantes et de même origine, cette connaissance peut avoir une certaine utilité pour la comparaison de ces différentes eaux.

Ainsi les eaux de sources pures donnent un résidu salin de 0^{gr},02 à 0^{gr},06 par litre ; des sources pures de la formation calcaire donnent de 0^{gr},40 à 0^{gr},50, et les sources gypseuses et salines donnent de 1^{gr},285 à 2^{gr},065 et 3^{gr},000 ; ces grands écarts peuvent ainsi servir à distinguer les sources.

Cependant il faut remarquer que pour les eaux séléniteuses il reste dans le résidu une certaine quantité d'eau de combinaison qui ne pourrait être éliminée que par une température plus élevée, capable alors de décomposer d'autres sels, ou par une dessiccation extrêmement longue, et que dans les eaux impures se trouvent aussi en quantité notable du chlorure de calcium et de magnésium, qui par leur extrême déliquescence font augmenter souvent le poids du résidu même pendant la pesée.

Perte résultant de la calcination.

Après la détermination du poids du résidu salin, on calcine ce dernier légèrement jusqu'à ce qu'il ne change plus d'aspect, on laisse refroidir, on humecte avec un peu de solution de carbonate d'ammoniaque, on évapore à siccité et on calcine de nouveau très-faiblement. On laisse refroidir sous une cloche desséchante et on pèse. La différence entre ce poids obtenu et celui du résidu salin donne la perte obtenue par la calcination.

Cette perte peut provenir aussi bien de la destruction de la matière organique que de l'élimination de l'eau chimiquement combinée, de l'acide carbonique et de l'acide azotique qui s'échappe en partie tel quel ou sous forme de vapeurs rutilantes. Dans une eau riche en nitrates j'ai vu apparaître en grande quantité ces vapeurs d'acide hypoazotique.

Dès que la matière organique s'élève à 0^{gr},01, 0^{gr},04, 0^{gr},05 par litre, on observe déjà très-bien que le résidu brunit ou noircit pendant la calcination, et on peut avec des essais répétés déterminer d'après cela approximativement la quantité de cette matière. Si par hasard l'eau contenait beaucoup de magnésie, cette dernière resterait dans le résidu sous forme d'oxyde MgO, malgré l'emploi du carbonate d'ammoniaque. La détermination si facile de la perte éprouvée par la calcination peut être considérée comme plus qu'un essai préliminaire pour le chimiste qui, par une attention soutenue, peut observer la carbonisation et la destruction de la matière organique et le développement des vapeurs acides provenant de nitrates ou de chlorures facilement décomposables.

La calcination ne doit se faire qu'au rouge naissant, parce qu'une température trop élevée volatilise une certaine quantité de chlorure et décompose certains autres sels.

D'après ce que nous savons déjà, *il serait complètement faux d'admettre que la quantité de matière organique équivaut à la perte obtenue par la calcination,* comme le montrent encore les exemples suivants :

1° Un litre d'eau donna $2^{gr},065$ de résidu salin, $0^{gr},27$ de perte par la calcination et $0^{gr},012$ de matière organique.

La matière organique a été déterminée par le permanganate de potasse, et, en raison de la puissance de la source qui donne immédiatement naissance à une petite rivière, on ne peut admettre qu'elle contienne une plus grande quantité de matière organique.

2° Résidu salin $0^{gr},335$; perte par la calcination $0^{gr},058$, matière organique $0^{gr},019$.

3° Résidu salin $1^{gr},39$; perte par la calcination $0^{gr},173$, matière organique $0^{gr},164$.

La source contient moins de gypse, mais beaucoup de chlorures.

C. — **Matière organique**.

La méthode employée pour la détermination de la matière organique est celle modifiée par Kubel et qui repose sur l'emploi du permanganate de potasse dans une eau acidulée par l'acide sulfurique.

Les solutions normales employées dans cet essai sont les suivantes :

1º *Acide sulfurique étendu* : 30 grammes d'acide sulfurique concentré pour 100^{cc} d'eau.

2º *Acide oxalique* : 0^{gr},398 d'acide oxalique pur sont dissous dans 1 litre d'eau.

3º *Permanganate de potasse* : on dissout de 0^{gr},5 à 1^{gr} de permanganate de potasse pur dans un litre d'eau et on titre la solution de la manière suivante :

Dans un ballon de 500^{cc} environ, on chauffe jusqu'à ébullition 100^{cc} d'eau distillée avec 10^{cc} d'acide sulfurique étendu, on retire du feu et on ajoute avec une burette 3^{cc} à 4^{cc} de la solution de permanganate ; on fait bouillir pendant 5 minutes, on retire de nouveau du feu et on ajoute de la solution de permanganate jusqu'à production d'une légère coloration rouge permanente. On ajoute ensuite 10^{cc} de la solution d'acide oxalique, et enfin encore de la solution de permanganate jusqu'à coloration rouge légère permanente.

10^{cc} de la solution d'acide oxalique correspondent à 0^{gr},002 de permanganate de potasse, et par suite aussi au nombre total de centimètres cubes employés de cette solution. On étend en conséquence cette dernière de manière à ce que 5 à 6 centimètres cubes correspondent à 10^{cc} de la solution d'acide oxalique, et on marque le titre.

2 grammes de permanganate de potasse correspondent à 0^{gr},505 d'oxygène disponible, ou bien 0^{gr},002 de permanganate correspondent à 0^{gr},000505 d'oxygène disponible, et d'après les nombreuses expériences de Wood et de Kubel :

1 partie du permanganate correspond à 5 parties de matière organique.

Voici maintenant comment on opère pour la détermination de la matière organique dans une eau :

Détermination de la matière organique.

On fait bouillir 100^{cc} de l'eau à essayer jusqu'à réduction aux $^2/_3$, pour séparer les carbonates terreux et éliminer en même temps l'ammoniaque ; on rétablit ensuite le volume primitif avec de l'eau distillée, on ajoute 10^{cc} d'acide sulfurique affaibli et on chauffe de nouveau pendant quelques minutes. Puis on ajoute de la solution de permanganate jusqu'à forte coloration rouge qui, au bout de 5 minutes d'ébullition, ne doit pas disparaître. On y verse alors 10^{cc} de la solution d'acide oxalique et on ajoute de nouveau de la solution de permanganate jusqu'à coloration légère.

La différence entre la quantité totale de permanganate de potasse employée et celle qui correspond aux 10^{cc} d'acide oxalique, représente celle qui est réduite par la matière organique.

Ainsi, par exemple, si la quantité totale de permanganate a été de 6^{cc},8 et que celle qui correspond à 10^{cc} de solution oxalique est de 5^{cc},6 (nombre déterminé par le titrage), on a :

$$6,8 - 5,6 = 1^{cc},2$$

employé pour la matière organique, et pour avoir la quantité en poids de permanganate, on établit la proportion :

$$5,6 : 1,7 = 2 : x,$$

parce que 5^{cc},6 de permanganate en solution correspondent à 10^{cc} d'acide oxalique, qui correspondent eux-mêmes à 2 milligrammes de permanganate. On a donc :

$$x = 2 \times \frac{1,2}{5,6} = 0,428 \text{ milligrammes.}$$

La quantité de matière organique contenue dans 100^{cc} d'eau réduit donc 0^{mgr},428 de permanganate, et elle correspond par conséquent à $0^{mgr},428 \times 5 = 2^{mgr},14$, ou par litre à $2^{mgr},14 \times 10 = 21^{mgr},4 = 0^{gr},0214$.

Remarque. — Si on suppose qu'il n'y a qu'une faible quantité de matière organique, on recommence comme contrôle l'opération avec 500^{cc} d'eau.

Les solutions d'acide oxalique et de permanganate doivent être mises à l'abri de la lumière, pour pouvoir être conservées pendant quelque temps. Malgré cette précaution, il est bon de vérifier souvent le titre de la solution de permanganate et de renouveler la solution d'acide oxalique.

Kubel et Tiemann, dans leur dernière édition de l'*Analyse de l'eau,* ont titré autrement leur solution d'acide oxalique et de manière à ce qu'elle renfermât $1/10$ d'équivalent d'acide.

Ainsi $0^{gr},63$ d'acide oxalique cristallisé ($C^2 H^2 O^4 + 2 H^2 O$) sont dissous dans 1 litre d'eau distillée.

Quant à la solution de permanganate, ils ont dissous $0^{gr},32$ à $0^{gr},34$ de ce sel pur dans 1 litre d'eau. Ils ont ensuite déterminé comme plus haut, mais avec addition de 5^{cc} seulement d'acide sulfurique affaibli, combien il fallait de cette solution pour 10^{cc} de la solution d'acide oxalique.

Cette quantité correspond ainsi à :

$$\frac{0,63}{100} = 0^{gr},0063 \text{ d'acide oxalique,}$$

et par conséquent à $0^{gr},00316$ de permanganate ou à $0^{gr},0008$ d'oxygène disponible, ou enfin à $0^{gr},015$ de matière organique.

Une remarque très-importante à faire est qu'en examinant de l'eau trouble et de l'eau filtrée, on obtient un résultat complétement différent. Cette circonstance tient à ce que les particules en suspension dans l'eau renferment ordinairement aussi de la matière organique très-décomposable, et il est bon d'en tenir compte le cas échéant. Ainsi, pour une eau de fontaine trouble, on a trouvé $0^{gr},239$ de matière organique, et pour la même eau filtrée $0^{gr},162$.

La quantité de permanganate de potasse ne représente naturellement qu'une quantité déterminée d'oxygène qui a servi à brûler les substances, facilement oxydables qu'elles aient été ou non directement d'origine organique. Mais en médecine on peut certainement admettre que des substances aussi facilement oxydables ne peuvent être que nuisibles. Le résultat de cette opération ne peut donc que donner un renseignement utile. Par l'ébullition avec l'acide sulfurique, on élimine l'acide azoteux qui pourrait exister, et on évite ainsi cette cause d'erreur. Cependant il ne faudrait trop longtemps prolonger l'ébullition, de peur de faire volatiliser une partie de la matière organique elle-même, comme le prouve l'exemple suivant :

L'eau de fontaine dont nous venons de parler et qui à l'état trouble a donné 0^{gr},239 de matière organique, a été soumise à la distillation jusqu'à siccité, et le liquide distillé essayé en vue de la recherche de la matière organique a donné 0^{gr},112. On s'est assuré dans cette expérience qu'aucun acide ne s'est volatilisé par l'ébullition avec l'acide sulfurique.

Cet essai a été fait à cause de la grande différence qu'on a trouvée entre la perte par la calcination et la quantité de matière organique trouvée par l'emploi du permanganate. La première a été de 0^{gr},115 par litre et la seconde de 0^{gr},239. On a trouvé dans le liquide distillé 0^{gr},112, qui, ajouté à la perte déterminée par la calcination, donne 0^{gr},227, c'est-à-dire presque la quantité de matière organique trouvée dans l'eau trouble : 0^{gr},239.

Cette eau de fontaine a été puisée dans une contrée où il y avait une épidémie de typhus et dans le voisinage d'un étang à eau croupie.

Cependant il faut dire que ces volatilisations n'ont généralement lieu qu'à une température de 120° à 150°.

D. — Acide nitrique.

A mon avis la détermination de l'acide nitrique pour apprécier si une eau est pure et propre à être employée comme eau potable, est d'une importance décisive. Cependant dans la plupart des cas on peut se contenter d'une analyse qualitative telle que nous allons la décrire.

ANALYSE QUALITATIVE.

Solution de brucine au $^1/_{800}$. — On fait une solution saturée de brucine dans l'eau.

Acide sulfurique concentré. — On peut employer l'acide sulfurique anglais ordinaire, à condition qu'il soit exempt d'acide nitreux, c'est-à-dire qu'il ne donne pas déjà par lui-même la réaction de la brucine.

S'il en était ainsi, comme j'ai eu l'occasion de le constater même dans l'acide sulfurique chimiquement pur, il suffirait généralement de le chauffer pendant quelque temps avec du soufre pour décomposer et volatiliser le composé nitreux en question. L'acide rectifié dans un petit tube fermé peut suffire pour beaucoup de réactions. Après refroidissement, cet acide ne doit plus donner la réaction caractéristique de la brucine.

Essai de l'eau. — On met sur une assiette ou dans une capsule en porcelaine une gouttelette d'eau; au moyen d'une baguette de verre, on ajoute 2 gouttelettes de la solution de brucine, on mélange les deux liquides en inclinant la capsule; on introduit ensuite 1 — 6 — 10 gouttes d'acide sulfurique. S'il y a beaucoup d'acide nitrique, par exemple de 0gr,20 à 0gr,40 par litre, la couleur rouge intense apparaît déjà par l'introduction de la première goutte d'acide. 5 gouttes d'acide suffisent ordinairement, et si dans ce cas la réaction ne se produit pas, on peut affirmer qu'il y a moins de 0gr,02 à 0gr,03 d'acide nitrique par litre d'eau.

Si la réaction ne se produit pas, on peut la rendre infiniment plus sensible en évaporant 1cc d'eau et en faisant la réaction sur le résidu.

Même quand l'eau ne renferme que 0gr,000675 d'acide nitrique, c'est-à-dire la plus petite quantité que j'aie découverte jusqu'ici, on obtient encore une réaction, faible il est vrai, mais assez nette.

D'après ce qui précède, on peut donc admettre qu'une eau qui donne directement la réaction avec un nombre de gouttes d'acide variant de 1 à 10, renferme une quantité d'acide nitrique dépassant la limite de $0^{gr},004$ par litre. On voit donc qu'avec un peu d'habitude on peut, soit en opérant directement, soit en opérant sur le résidu de 1^{cc} d'eau, déterminer approximativement les quantités d'acide nitrique et être à même de se prononcer en quelques minutes sur la qualité de l'eau sous ce rapport. La réaction de la brucine se produit aussi bien avec l'acide nitreux qu'avec l'acide nitrique, mais pour les essais d'eau il est inutile de faire la distinction.

DOSAGE DE L'ACIDE AZOTIQUE.

500^{cc} d'eau suffisent ordinairement pour cette opération. On les traite avec de la barite caustique jusqu'à réaction alcaline et on évapore au bain-marie jusqu'à siccité à peu près complète, on fait digérer le résidu avec une petite quantité d'eau et le liquide filtré contient les nitrates.

1° Dosage sous forme d'ammoniaque.

Le liquide obtenu est traité par de la potasse caustique exempte de nitrates dans l'appareil modifié de Siewert, représenté figure 30.

Si la quantité d'acide contenue dans 500^{cc} d'eau ne dépasse pas $0^{gr},54$, on prend 4 grammes de limaille de fer, 8 à 10 grammes de limaille de zinc, 16 grammes de potasse caustique en morceaux, et 100^{cc} d'alcool ($d = 0,825$) qu'on introduit dans le ballon A de la capacité de 300 à 400^{cc}. On ferme le ballon et on le laisse au repos pendant une demie à une heure.

Bientôt il se produit un dégagement assez vif d'hydrogène.

On met le ballon A en communication avec deux autres

ballons B et C d'égale capacité, au moyen d'un tube abducteur
a, deux fois recourbé à angle droit, et qui en *b* est lié au tube
c par un tube en caoutchouc. Le tube *c* ne dépasse que de
quelques lignes le bouchon percé de deux ouvertures pour entrer dans le ballon. Les ballons B et C sont réunis par un
tube recourbé à angle droit *d,* et dont les deux branches tail-
lées en biseaux à leurs extrémités touchent presque le fond
des deux vases. Le ballon C reçoit par la deuxième ouverture
de son bouchon un tube *e* servant à donner accès à l'air et
à recevoir une bandelette de papier de tournesol pour essayer

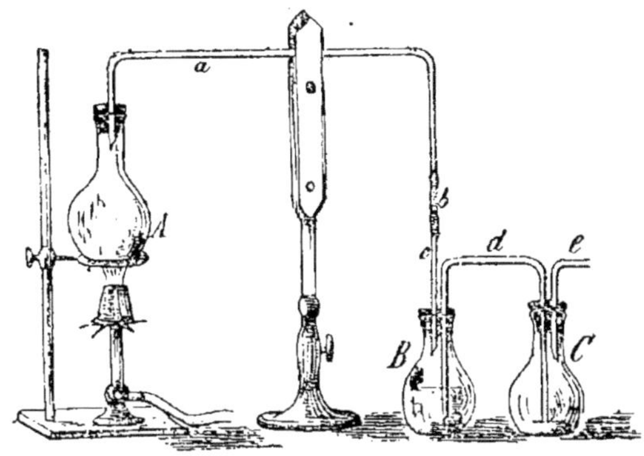

Fig. 30.

la réaction des vapeurs qui pourraient se dégager. Dans les
deux vases B et C, on introduit un acide, de l'acide chlorhydrique ou de l'acide sulfurique titré, pour doser l'ammoniaque
soit avec le chlorure de platine soit par les volumes.

Dans les cas ordinaires les quantités de potasse et de métal
sont suffisantes, mais pour une eau très-riche en nitrates, il
faut en doubler les proportions.

Quand, au bout d'une demie à une heure, le développement
de l'hydrogène se fait tranquillement, on chauffe le ballon
dans un bain de paraffine et on fait distiller l'alcool.

L'alcool passe avec l'ammoniaque dans l'acide et il faut
veiller à ce que par une ébullition trop forte, le liquide du
ballon A ne déborde pas.

Si on craignait cet accident, on n'aurait qu'à comprimer pour quelques minutes le tube en caoutchouc *b*, pour refouler aussitôt l'écume. Mais en chauffant régulièrement dans le bain de paraffine, il est rare qu'on soit obligé d'avoir recours à ce moyen.

Quand la première distillation est terminée, on retire l'acide des ballons B et C pour le remplacer par de l'acide frais, et on ajoute également une nouvelle quantité d'alcool dans le ballon A et on recommence la distillation jusqu'à ce qu'il ne se produise plus d'ammoniaque. Ordinairement 2 à 3 distillations suffisent.

Les résultats obtenus sont très-exacts :

Ainsi 0^{gr},422 de nitre correspondant à 0^{gr},236 d'acide, ont donné exactement 0^{gr},236 d'acide par le dosage ; de même 0^{gr},50 de nitre correspondant à 0^{gr},269 d'acide, ont donné 0^{gr},270 d'acide.

2° *Sous forme de bioxyde d'azote.*

Ce procédé qui est plus rapide, mais demande une habitude plus grande, est fondé sur la transformation de l'acide azotique en bioxyde d'azote au moyen d'une solution de sel ferreux. Cette méthode est due à Schloesing, et l'appareil employé est représenté figure 31.

Un ballon A de 200^{cc} environ est muni d'un bouchon en caoutchouc percé de deux ouvertures donnant passage à deux petits tubes recourbés. Le premier de ces tubes *a* dépasse la surface inférieure du bouchon de deux lignes environ, l'autre *b* est coupé ras et destiné à être mis en communication avec l'appareil que nous décrirons plus loin. Le tube *a* est lié avec un petit tube en caoutchouc muni d'une pince à ressort, et terminé par un petit tube en verre ouvert. Les deux tubes *a* et *b* sont recourbés un peu à angle aigu de manière à s'incliner légèrement en dehors du bouchon.

B représente un grand ballon fermé avec un bouchon en

caoutchouc à trois ouvertures. Deux d'entre-elles donnent passage à deux tubes identiques, c'est-à-dire recourbés à angle droit, dont les extrémités intérieures touchent presque le fond du ballon, tandis que les parties extérieures très-courtes sont liées à des tubes en caoutchouc munis de pinces à ressort e et f. La troisième ouverture donne passage à un petit tube en verre g, courbé à angle obtus et relevé, et qui encore est lié à un tube en caoutchouc muni d'une pince à ressort et ter-

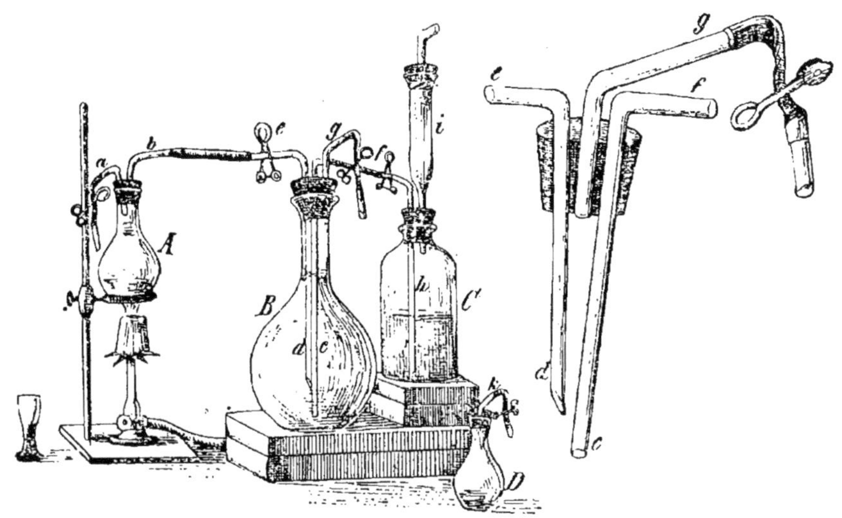

Fig. 31.

miné par un bout de tube ouvert. *Intérieurement ce tube affleure seulement la surface du bouchon.*

C représente un grand flacon fermé avec un bouchon en caoutchouc muni de deux ouvertures, dont la première donne passage à un tube h, identique au tube c et d, et dont la deuxième reçoit une éprouvette i remplie de potasse ou de soude caustique pour empêcher les influences extérieures.

D est un ballon de 200^{cc} environ, muni d'un bouchon en caoutchouc ne présentant qu'une ouverture qui donne passage à un tube recourbé k, muni encore d'un tube en caoutchouc, d'une pince à ressort et d'un bout de tube ouvert.

Les vases B et C reçoivent une solution de 10 p. 100 de soude caustique de telle manière que C ne soit rempli qu'à moitié pour pouvoir contenir le liquide venant de B. Le tube h est mis en communication avec f, et la pince à ressort dont est muni le tube en caoutchouc pour servir en cas de besoin, est mise sur le tube en verre pour ne pas empêcher la communication entre B et C.

En aspirant par le tube g, on remplit facilement le ballon B de la solution de soude, mais il faut empêcher avec le plus grand soin de laisser arriver le liquide jusque dans ce tube, de manière à ne remplir le vase que jusqu'au niveau du bouchon. Si par hasard un peu du liquide alcalin était arrivé dans ce tube, il faudrait l'en débarrasser aussitôt, en y faisant passer un peu d'eau par son embouchure. On remplit de même le tube c en aspirant avec précaution, de sorte que tout l'appareil B est et reste rempli de lessive de soude et que la communication avec C seulement n'est pas interrompue. Comme dans cette méthode il est absolument nécessaire d'éloigner la moindre trace d'air ou d'oxygène, il faut remplacer la petite quantité d'air qui pourrait encore se trouver dans l'appareil par de l'hydrogène. A cet effet on met le tube e en communication avec un appareil dégageant ce gaz lentement, et on établit en g un aspirateur[1]; on continue cette opération jusqu'à ce qu'on soit certain que tout l'espace ne contenant pas de liquide est rempli d'hydrogène. Comme le gaz hydrogène doit être employé dans les opérations suivantes, il est bon d'avoir un appareil toujours prêt. Les tubes extérieurs e et g sont remplis aussitôt d'eau pour empêcher tout accès d'air.

On emploie en outre une solution de chlorure ferreux aussi concentrée que possible, et de l'acide chlorhydrique concentré.

L'appareil étant ainsi décrit, voici comment on opère :

500^{cc} de l'eau à essayer après avoir été traités pas un léger excès d'eau de barite, sont évaporés à siccité ou a peu près

---

[1] On peut employer très-bien pour cela un flacon fermé rempli d'eau dont le bouchon est muni d'un siphon et d'un tube aspirateur qu'on met en communication avec le tube g.

au bain-marie, le résidu est repris avec de l'eau chaude. Le liquide filtré est introduit ensuite dans le ballon A qu'on ferme avec un bouchon en laissant les tubes ouverts, et il est réduit en grande partie. Dès que l'air du ballon est complétement expulsé par la vapeur d'eau, on réunit le tube *b* au tube *c* en glissant ce dernier plein d'eau sur le tube *b*, et en le serrant fortement, et pour empêcher tout accès d'air on met une gouttelette d'eau entre le tube de verre et le tube en caoutchouc. Pendant ce temps l'ébullition continue, les vapeurs se dégagent par le tube *a*, et lorsqu'il n'y a plus que peu de liquide, on éloigne la lampe et on plonge le tube *a* dans un verre contenant de 20^{cc} à 30^{cc} de solution de protochlorure de fer en tenant de la main la pince à ressort pour pouvoir fermer à tout moment le tube. On laisse entrer dans le ballon à peu près tout le liquide, en ayant soin de fermer avant que l'air ne puisse pénétrer dans le tube et que ce dernier reste toujours rempli de liquide. On laisse passer ensuite avec précaution dans le même tube une quantité à peu près égale d'acide chlorhydrique.

Le ballon A contient ainsi, en même temps que les réactifs nécessaires, protochlorure de fer et acide chlorhydrique, la substance dans laquelle il s'agit de déterminer l'acide nitrique. On chauffe d'abord très-doucement à la température de 100° environ pendant 6 à 8 minutes ou jusqu'à ce que le gonflement des tubes en caoutchouc indique que le dégagement du gaz a commencé. On ouvre alors la pince à ressort en *e*, et on chauffe un peu plus fortement. Le bioxyde d'azote qui se dégage passe maintenant dans le ballon B, enfin on chauffe fort pour faire passer tout le gaz. Le liquide en B devient bouillant, on ouvre la pince *a*, on éloigne le feu et on ferme la pince *e*, on sépare de *b* le tube en caoutchouc qu'on remplit de nouveau d'eau. L'opération est ainsi à peu près terminée et on peut aussitôt commencer une nouvelle opération dans le ballon A. On met ensuite une petite quantité d'eau dans le ballon D, on le ferme avec un bouchon muni de son tube *ouvert*, on chauffe quelques minutes pour expulser l'air complétement, et on réunit aussitôt le tube en caoutchouc de *k* avec le tube extérieur en verre *g* rempli d'eau. Dans quelques minutes il s'établit une forte contraction dans D visible par la contraction du tube en caoutchouc. On ouvre avec précaution la pince à ressort de *g* et on laisse passer lentement le gaz de B en D, par aspiration. On fait passer ensuite de nouveau quelques bulles de gaz hydrogène par *e* qui se rendent dans le vase D et on recommence cette opération 3 à 5 fois pour être certain que tout le bioxyde d'azote a passé dans le ballon D. On ferme ensuite les pinces à ressort de *e, g* et *k,* on éloigne le ballon D ainsi fermé, on remplit d'eau les tubes *e* et *g,* de sorte que le vase B est prêt pour une nouvelle opération.

Le ballon D est maintenant mis en communication avec un réservoir d'oxygène, un gazomètre ou un appareil analogue de plus petite dimension, et on y laisse pénétrer un peu de gaz. S'il y a présence de bioxyde d'azote, on voit apparaître aussitôt les vapeurs rutilantes de l'acide hippoazotique. On fait passer encore à 2 ou 3 reprises de l'oxygène jusqu'à ce qu'il ne se produise plus de coloration. On abandonne ensuite le ballon au repos pendant environ une demi-heure, et on dose l'acide formé. La quantité d'alcali employée donne la quantité correspondante d'acide nitrique.

Les résultats donnent avec un peu d'habitude de 96 à 98 p. 100, et, avec beaucoup de précaution, jusqu'à 99 à 100 p. 100 de l'acide existant.

La méthode peut donc être considérée comme des plus exactes. Le procédé est facile, si on comprend bien l'appareil, et peut s'exécuter dans peu de temps.

Cette dernière méthode est donc la plus recommandable.

L'acide nitrique a obtenu pour l'appréciation de l'eau une grande importance parce qu'il ne peut jamais être regardé que comme le produit de décomposition de matières organiques. En effet, les sources pures n'en renferment que des traces, les sources des formations calcaires en renferment un peu davantage pour des raisons faciles à comprendre. Le nombre limite pour cet acide doit donc être maintenu à 0^{gr},004 pour 1 litre ; si la quantité d'acide nitrique est supérieure, il faut en chercher la cause dans des influences extérieures.

Deux sources situées sur une petite élévation dans les environs de Weimar, et dont l'une était captée et l'autre exposée aux influences extérieures, ont donné les résultats suivants à l'analyse :

	Matière organique.	Acide nitrique.
Source captée.	0^{gr},008	0^{gr},004
Source non captée . . .	0^{gr},090	0^{gr},008

Dans ce cas, c'est surtout la matière organique qui augmente dans la source non captée ; cependant l'augmentation dans la quantité d'acide nitrique a plus d'importance, en ce que cet acide est le produit permanent de la matière organique qui, d'ordinaire, n'est pas très-riche en azote.

C'est pour cela aussi que très-souvent on ne trouve relativement que peu de matière organique, et que la présence de l'acide nitrique seule permet de reconnaître les infiltrations extérieures et nous avertit de rejeter l'eau.

Exemples : Quatre fontaines dormantes de Weimar donnèrent les résultats suivants :

	I.	II.	III.	IV.
Matière organique	0^{gr},023	0^{gr},030	0^{gr},040	0^{gr},007
Acide nitrique.	0^{gr},0334	0^{gr},050	0^{gr},412	0^{gr},0334

Toutes ces fontaines sont situées dans des quartiers de la ville où règnent souvent des maladies épidémiques et où a même régné le choléra il y a quelques années. La matière organique, dans aucun cas, n'a dépassé la limite, tandis que l'acide nitrique montre d'une manière évidente les mauvaises influences des infiltrations extérieures du voisinage.

Le n° III avec 0^{gr},412 d'acide nitrique peut être tout à fait comparé aux résultats que nous avons indiqués pour certaines fontaines de Berlin et de Leipzig. En exposant à la calcination le résidu salin de cette eau, on a pu apercevoir la quantité de vapeurs rutilantes qui se dégageaient. Pour ces raisons très-évidentes, je regarde la détermination de l'acide nitrique comme l'essai le plus important pour l'appréciation d'une eau au point de vue sanitaire.

Les médecins, pas plus que les chimistes, ne peuvent expliquer d'une manière satisfaisante l'influence évidemment préjudiciable de certaines eaux dans la propagation des maladies épidémiques. Nous ne pouvons donc pour le moment avoir d'autre but que d'indiquer ce qu'il y a d'anormal dans la composition des sources en la comparant à celle des sources pures de la même contrée. Pour les matières organiques et les produits de décomposition de ces matières, l'acide nitrique donnera toujours le meilleur indice.

Pour le moment, je ne cherche pas à établir une distinction entre l'acide nitreux et l'acide nitrique, parce qu'il n'y a aucune observation, aucune preuve à ma connaissance qui paraisse nécessiter cette distinction, et que, pour l'appréciation de l'eau, il ne faut pas trop compliquer les opérations, d'autant plus qu'il y a des objections sérieuses à faire aux procédés de détermination de l'acide nitreux qui, dans notre manière d'opérer, entre en compte avec l'acide nitrique.

E. — **Ammoniaque**.

Analyse qualitative. — Elle se fait le mieux d'après le procédé de Nessler : on dissout 2 grammes d'iodure de potassium dans 5ᶜᶜ d'eau, et on ajoute à la solution, tout en chauffant, assez d'iodure mercurique pour qu'il en reste un petit excès. On laisse refroidir, on ajoute 20ᶜᶜ d'eau, on filtre au bout de quelque temps, et sur 20ᶜᶜ du liquide filtré on ajoute 30ᶜᶜ de lessive concentrée de potasse (environ 1 p. de KO, HO + 2 p. d'eau). Après avoir laissé déposer et l'avoir filtré, on introduit le liquide limpide dans un flacon qu'on ferme hermétiquement avec un bouchon enduit de paraffine.

Pour essayer ensuite l'eau, on en remplit deux tubes assez longs et on y ajoute quelques gouttes de solution de carbonate de soude, jusqu'à réaction fortement alcaline.

On verse ensuite dans l'un des tubes de 20 à 30 gouttes du réactif, on agite et on observe s'il se produit une coloration ou un dépôt rouge indiquant la présence de l'ammoniaque.

Ordinairement la réaction est nulle; dans le cas contraire, on dose l'ammoniaque de la manière suivante :

Analyse quantitative. —500^{cc} d'eau acidulée avec quelques gouttes d'acide sulfurique sont évaporés à peu près à siccité au bain-marie, et le résidu est introduit dans l'appareil figure 1, qui nous a servi pour le dosage de l'acide azotique. L'opération subséquente est aussi complétement la même, seulement on n'emploie pas de limaille de fer et de zinc, mais uniquement de la potasse caustique et de l'alcool, et on distille. Une deuxième distillation est ordinairement suffisante. L'ammoniaque qui se dégage est reçue ou dans l'acide titré ou dans l'acide chlorhydrique, pour être déterminée alors sous forme de chlorure double de platine et d'ammonium.

F. — **Chlore et acide sulfurique.**

100^{cc} d'eau acidulée avec de l'acide azotique sont traités par une solution de nitrate d'argent en excès. On chauffe légèrement et on recueille le précipité sur un filtre, et on détermine le chlorure d'argent d'après la méthode connue.

100^{cc} d'eau acidulée avec de l'acide chlorhydrique sont précipités avec du chlorure de barium. On chauffe et on laisse déposer pendant quelques heures; on recueille le précipité sur un filtre et on opère comme d'ordinaire.

Ordinairement ces deux dosages sont superflus, quand l'eau

ne donne qu'un léger trouble avec les réactifs et n'annonce ainsi que des traces de chlorures et de sulfates.

Les sources riches en nitrates renferment ordinairement aussi une plus grande quantité de sulfates ou de chlorures; cependant, comme il y a des exceptions, on ne peut en tirer la conclusion réciproque.

Si l'on n'avait qu'une petite quantité d'eau à sa disposition, on pourrait faire ces deux dosages avec la même épreuve d'eau, en précipitant d'abord le chlore, en éloignant l'excès de nitrate d'argent dans le liquide filtré par l'acide chlorhydrique et en dosant ensuite l'acide sulfurique dans le dernier liquide filtré.

Je préfère jusqu'ici l'analyse par les poids à l'analyse volumétrique, parce que la première se fait facilement et très-exactement dans le cas qui nous occupe. Le chlore pourrait au besoin être déterminé volumétriquement avec une solution titrée de nitrate d'argent.

G. — **Chaux et magnésie.**

On traite 100^{cc} d'eau directement par un excès d'oxalate d'ammoniaque, on agite et on abandonne au repos pendant quelques heures. On recueille le précipité d'oxalate de chaux sur un filtre, on le lave avec de l'eau ammoniacale, on le sèche et on le calcine légèrement. Si la calcination est faite avec précaution, le dosage est tout à fait exact, surtout si on a la précaution d'ajouter un peu de carbonate d'ammoniaque, de calciner de nouveau légèrement pour ramener à l'état de carbonate une partie de la chaux qui aurait pu se transformer en chaux caustique.

Le liquide provenant de la séparation de l'oxalate de chaux est traité par un excès d'ammoniaque et de phosphate de soude, et, après agitation, il est abandonné au repos pendant quelques heures. Le précipité de phosphate ammoniaco-magnésien est recueilli aussitôt sur un filtre, lavé avec de l'eau ammoniacale, séché et calciné. Il reste du pyrophosphate de magnésie $Mg^2P^2O^7$.

Pour pouvoir établir une comparaison avec le nombre limite indiqué plus haut, on évalue la magnésie en chaux en multipliant la quantité trouvée par 1,4.

H. — Dureté.

Cette dureté est évaluée, comme nous l'avons dit plus haut, en additionnant les quantités de chaux et de magnésie, cette dernière ayant été évaluée en chaux.

FIN.